全媒体"健康传播"系列丛书

不再烦"脑"
脑膜炎诊疗与康复

江西科学技术出版社

江西·南昌

图书在版编目（CIP）数据

不再烦"脑"：脑膜炎诊疗与康复 / 张齐龙主编
. -- 南昌：江西科学技术出版社，2020.12（2022.11 重印）
ISBN 978-7-5390-7572-3

Ⅰ.①不… Ⅱ.①张… Ⅲ.①脑膜炎－诊疗 Ⅳ.
① R515.2

中国版本图书馆 CIP 数据核字 (2020) 第 199763 号

国际互联网（Internet）地址：http：//www.jxkjcbs.com
选题序号：ZK2019152
图书代码：D20006-103

不再烦"脑"：脑膜炎诊疗与康复　　　　　　张齐龙　主编
BU ZAI FAN "NAO"：NAOMOYAN ZHENLIAO YU KANGFU

出版发行 / 江西科学技术出版社
社址 / 南昌市蓼洲街 2 号附 1 号
邮编 / 330009
电话 / 0791-86623491
印刷 / 江西骁翰科技有限公司
经销 / 各地新华书店
成品尺寸 / 145mm×210mm 1/32
印张 / 5.125
字数 / 75 千字
版次 / 2020 年 12 月第 1 版　2022 年 11 月第 3 次印刷
书号 / ISBN 978-7-5390-7572-3
定价 / 36.00 元

赣版权登字 -03-2020-394

这不仅是一本医学知识科普书,
更是你的高效学习解决方案

建议配合二维码使用本书

医学知识
每天听医学知识

✔ 医学知识音频
每天60秒,听一个医学知识。

医疗科普
医疗健康调频

✔ 医疗健康音频
听医疗健康音频,学习生活医疗健康小知识。

阅读助手
提供读书服务

✔ 阅读助手
为读者提供:个性化阅读服务,提高阅读效率。

一本让学习更高效的好书

微信扫码领资源
高效学习成绩好

丛书编委会

编委会主任　丁晓群

编委会副主任　曾传美　王金林　朱烈滨　谢光华　龚建平
　　　　　　　　　李晓琼　万筱明

编委会委员（按姓氏笔画排序）

朱　琏　张保华　罗礼生　周秋生　敖力勋　聂冬平　曾向华
谭友文　操秋阳

本书编委会

编委会主任　许　斌

编委会副主任　宗佩兰　陈中书

主　　　编　张齐龙

编　委

肖绍武　叶　琳　诸纪芬　何佩娟　章玉坤　李贡文　况卫丰
黎　星　赖语章　张丽婷　邹　丽　蔡源恩　龙　勇　秦小妹
赵丽君　方育霞

序 言
PREFACE

春风化雨，征程万里。党的十八大以来，以习近平同志为核心的党中央坚持把人民健康放在优先发展的战略位置，提出"没有全民健康，就没有全面小康""要做身体健康的民族"，从经济社会发展全局统筹谋划加快实施"健康中国"战略。实施健康中国行动，提升全民健康素质，功在日常，利国利民。2019年7月，国家层面出台了《关于实施健康中国行动的意见》《健康中国行动（2019—2030年）》，从干预健康影响因素、维护全生命周期健康和防控重大疾病等三方面提出实施15项专项行动。

江西省委、省政府历来高度重视人民健康，积极出台实施《"健康江西2030"规划纲要》，加快推进"健康江西"建设，全省卫生健康领域改革与发展成效显著，医疗卫生服务体系日益健全，人民群众健康水平和健康素养持续提高。我省积极响应健康中国行动号召，加快推进健康江西行动，更加精准对接群众健康需求，全方位全周期保障人民健康，为共绘新时代江西改革发展新画卷筑牢坚实健康基础。

江西省卫生健康委员会与江西省出版集团公司共同打造的"健康江西"全媒体出版项目，包括图书出版和健康教育平台，内容涵盖健康政策解读、健康生活、中医中药、重大疾病防治、医学人文故事、卫生健康文化、医企管理等内容。《全媒体"健康传播"系列丛书》是"健康江西"全媒体出版项目中一套优秀的、创新的健康科普读物，由相关领域的医学专家潜心编写，集科学性、实用性和可读性于一体。同时推出"体验式"及"参与式"模式，实现出版社、专家、读者有效衔接互动，更好地为读者服务。

读书与健康生活相伴，对人民群众全生命周期的健康呵护与"健康江西"全媒体形式的结合，堪称健康理念、健康知识、健康方法、健康养成系统化传播全新的尝试，理应受到广大读者的喜爱，尤其希望从中获取更多有益的信息、健康的妙招、管理的智慧和生命的力量。

江西省卫生健康委党组书记、主任

2019 年 8 月 20 日

前 言
FOREWORDS

中枢神经系统感染（ICNS）是指各种微生物病原体侵犯人体脑组织、脑膜及颅内血管引起的急性或慢性炎症性疾病，是医院各临床科室常见的疑难疾病和急危重症之一，医学上通常将其分为脑炎和脑膜炎两大类，但在日常生活中人们常说的"脑膜炎"是把二者都包含在内。

在生活中脑膜炎病常常被广大群众误解为严重传染病而造成一些担忧和恐惧，其实脑膜炎就是脑内感染性疾病的一个总称，而人脑是一个相对密闭的腔隙，发生感染后通常不易发生人与人之间的传播。所以，我们在具备一定医疗常识后去接触脑膜炎患者时，是不必担心被传播和感染的。

临床上常见的感染性脑膜炎有：病毒性脑膜炎、

结核性脑膜炎、化脓性细菌性脑膜炎、隐球菌性脑膜炎、寄生虫脑膜炎，以及支原体、梅毒螺旋体等其他微生物所致的脑膜炎。当然，广义的脑膜炎概念还包括神经免疫性脑炎、癌性脑膜炎等。这类疾病早期症状常不典型，如不能及时诊断，或一旦误诊、漏诊，极易造成致死致残等严重后果，给患者家庭带来极大的灾难和沉重的经济负担。近年来全球疾病负担研究组（GBD）的调查结果显示：脑膜炎和脑炎在全球范围内的患病率分别为 120/10 万、59/10 万，其治疗结局占所有神经科疾病导致的残疾调整生命年（DALYs）的 13.5%，仅次于急性脑血管病（也就是常说的卒中）。

近年来国内外在脑膜炎疾病诊疗技术方面发展迅速，如：头颅影像学技术为颅内感染提供较好的辅助诊断手段；各种脑脊液细胞学染色技术的开发对脑膜炎的早期诊断、鉴别诊断、疗效评判及病原检出有重要意义；中国发明的改良抗酸染色技术一定程度上提高了脑脊液结核杆菌检出的阳性率；英国开发的 γ 干扰素释放试验斑点技术成为结核感染及早期诊断结核性脑膜炎的极其有价值的手段；美国开发的隐球菌荚膜多糖检测技术已经可以大大提高隐球菌脑膜炎早期诊断的敏感性和特异性；世界卫生组织（WHO）推荐的基因 X-pert 等分子检测技术提高和加快了脑脊液病原的检出率。然而，从脑脊液中获取形形色色的病原体仍是当前研究的难点，特别是病毒、结核杆菌等难以在短期内从脑脊液中准确分离、培养；无菌体液的微生物二代基因测序技术一度被认为是病原检测领域新的里程碑，但临床实际应用中仍存在诸多问题。

脑膜炎的早期病原学确诊及有效的目标靶向治疗往往是降低患者死亡率、减少并发症及后遗症、改善预后最关键的手段。我国各地卫生医疗条件差异较大，很多医院缺乏对脑膜炎规范化诊疗的培训和监督，脑脊液相关检查开展的不完善，致使我国各地区脑膜炎性疾病诊疗水平差别也很大，甚至很多综合三甲医院都尚未开展脑脊液细胞学等相关检查，这常常导致各级医院临床医生对脑膜炎误诊率高，治疗效果不佳，甚至造成致死致残等严重后果。

本书的编写旨在为脑膜炎患者及家属提供该类疾病的就医指导及健康教育，为其补充治疗知识，让其能选择合适的治疗方案，更好地配合医生进行治疗，早日康复，避免因病致残。本书也为广大读者科普脑膜炎这一临床常见病、多见病的基本常识，帮助大众预防该病，以及及早发现该病，提高健康素养。

目 录
CONTENTS

你需要了解的脑膜炎基本知识

大脑的结构与生理功能 / 002

什么是脑膜炎 / 008

脑膜炎的发病高危因素 / 013

哪些疾病可以导致脑膜炎 / 017

临床常见的脑膜炎有哪些类型 / 021

脑膜炎早期的主要症状 / 025

脑膜炎的鉴别 / 030

脑膜炎患者看病须知

如何选择医院和科室 / 038

需要接受的相关检查 / 041

关于脑膜炎你可能会问医生的问题 / 043

脑膜炎的治疗

细菌性脑膜炎的治疗 / 058

结核性脑膜炎的治疗 / 063

隐球菌脑膜炎的治疗 / 073

病毒性脑膜炎的治疗 / 077

关于治疗你可能会问医生的问题 / 081

关于脑室置管外引流你需要知道的事 / 087

脑膜炎患者的饮食及护理

意识状态与饮食的关系 / 096

脑膜炎患者的护理常规 / 097

经鼻胃管进食家属须知 / 100

防误吸家属须知 / 105

经口进食家属须知 / 111

脑膜炎患者怎么吃 / 113

昏迷患者家属须知 / 123

脑膜炎的愈后及康复

脑膜炎愈后 / 128

脑膜炎与愈后相关的因素 / 130

脑膜炎愈后应注意什么 / 131

脑膜炎康复训练的原则和主要内容 / 133

脑膜炎患者如何进行感知认知训练 / 139

脑膜炎患者如何进行构音障碍康复治疗 / 142

脑膜炎患者如何进行吞咽障碍康复治疗 / 145

脑膜炎患者出院后注意事项

PART 1

你需要了解的脑膜炎基本知识

002 | 大脑的结构与生理功能

008 | 什么是脑膜炎

013 | 脑膜炎的发病高危因素

017 | 哪些疾病可以导致脑膜炎

021 | 临床常见的脑膜炎有哪些类型

025 | 脑膜炎早期的主要症状

030 | 脑膜炎的鉴别

大脑的结构与生理功能

　　大脑位于颅腔内，一般分为四个部分：端脑、间脑、脑干和小脑。医学上大脑是指端脑。广义上大脑指小脑幕以上的脑组织，包括端脑、间脑及部分脑干。

大脑半球的结构与功能

　　大脑半球以大脑镰分为左半球及右半球，每一半球又分为四个脑叶，即为额叶、颞叶、顶叶、枕叶。

　　其中额叶为四个脑叶中最大者，约占大脑半球的三分之一。在功能划分上，大体上是左半球

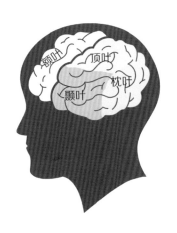

管右半身，右半球管左半身。每一半球的纵面，在功能上也有层次之分，原则上是上层管下肢，中层管躯干，下层管头部。如此形成上下倒置，左右分叉的微妙构造。在每一半球上，有各自分区为数个神经中枢，每一中枢各有其固定的区域，分区专司形成大脑分化而又统合的复杂功能。在区域的分布上，两半球并不完全相同：大部分人的语言中枢只分布在左脑半球，称"优势半球"，其他各区则两半球都有。各叶的主要功能如下：

额叶	负责思维、计划，与个体的需求及情感和运动相关
顶叶	响应疼痛、触摸、味觉、温度、压力的感觉，该区域也与数学和逻辑相关
颞叶	负责处理听觉信息，也与记忆和情感有关
枕叶	负责处理视觉信息

脑半球深部结构包括基底神经节、内囊、连合系、嗅脑和边缘系统等。基底神经节是大脑皮质下的一组神经细胞核团，它包括纹状体、杏仁核和屏状核。纹状体又包括尾状核、豆状核两部分。它主要接受大脑皮质、丘脑、丘脑底核和黑质的传入冲动，并与红核、网状结构等形成广泛的联系，以维持肌张

力和肌肉活动的协调。内囊位于豆状核、尾状核和丘脑之间，是大脑皮层与下级中枢之间联系的重要神经束的必经之路，形似宽厚的白质纤维带。内囊可分三部，额部称前肢，枕部称后肢，两部的汇合区为膝部。连合系是两侧大脑半球之间或两侧的其他结构之间的纤维束，主要有3个联合纤维：胼胝体、前连合、海马连合。嗅脑位于脑的底面，包括嗅球、嗅束和梨状皮质。边缘系统：由皮质结构和皮质下结构两部分组成。皮质结构包括海马结构（海马和齿状回）、边缘叶（扣带回、海马回和海马回钩）、脑岛和额叶眶后部等。边缘系统不是一个独立的解剖学和功能性实体，它是管理着学习经验、整合新近与既往经验，同时为启动和调节种种行为和情感反应的复杂神经环路中重要的一部分。

脑干的结构与功能

脑干上承大脑半球，下连脊髓，呈不规则的柱状形。经由脊髓传至脑的神经冲动，呈交叉方式进入：来自脊髓右边的冲动，先传至脑干的左边，然后再送入大脑；来自脊髓左边者，先送入脑干的右边，再传到大脑。脑干的功能主要是维持个体生命，心跳、呼吸、消化、体温、睡眠等重要生理功能，均与脑干的功能有关。

小脑的结构与功能

小脑位于大脑及枕叶的下方，脑干的后面，是脑的第二大部分。小脑由左右两个半球所构成，且灰质在外部，白质在内部。在功能方面，小脑和大脑皮层运动共同控制肌肉的运动，调节姿势与身体的平衡。

脑膜、脑室与脑脊液循环

颅骨与脑间有三层膜，由外向内分别为硬脑膜、蛛网膜和软脑膜，三层膜合称脑膜。脑室是大脑内部的室管系统。在大脑半球内有左、右两个侧脑室；在间脑内有第3脑室；小脑和延髓、脑桥之间为第4脑室；第3脑室和第4脑室由中脑导水管相连。脑脊液是存在于脑室及蛛网膜下腔的一种无色透明的液体，总量为130~150mL，平均每日产生量为524mL。脑脊液包围并支持着整个脑及脊髓，有效地使脑的重量作用减少至1/6，对外伤起一定的保护作用，在清除代谢产物及炎性渗出物方面，起着身体其他部位淋巴液所起的作用。脑脊液的流动具有一定的方向性。两个侧脑室脉络丛最丰富，产生的脑脊液最多，这些脑脊液经室间孔流入第 3 脑室，再经中脑导水管流入第 4 脑室。各脑室脉络丛产生的脑脊液都最后经蛛网膜颗粒将脑脊液回渗到上矢状窦，使脑脊液回流至静脉系统。脑和脊髓的血管、神经周围间隙和室管膜也参与脑脊液的吸收。如果脑膜、脑室系统出现炎症或其他疾病，使脑脊液吸收或循环出现障碍，便会形成脑积水。

总而言之，人脑是人体神经系统的指挥中心。它负责接收各感官发来的信号，以及向肌肉输出信息。人脑的基本机构与其他哺乳动物相差无几，但占身体的比例远超其他动物大脑。人脑重量约 1.5kg，脑部的重量约占全身体重的 2%，大脑重量约占整个脑部的 85%，人脑中约含有 860 亿个神经细胞（又称"神经元"），即"灰质"，含有数十亿神经纤维（轴突和树突），即"白质"，这些神经元由数万亿个连接点（即"突触"）相连。大脑

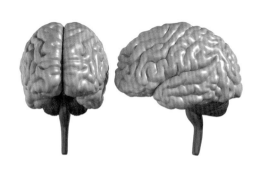

是人脑中最大的一部分，分为两个半球，中间由一束名为胼胝体的神经纤维相连。两侧半球虽不是完全对称，但对称程度很高，左脑负责控

制右侧身体的全部肌肉，右脑则负责控制左侧身体。其中一个半球可能略占主导地位，产生所谓的"左撇子"或"右撇子"。

有一些广为流传的左脑和右脑特质理论，但这些都只是猜测，缺乏证据支持。不过，这两侧大脑之间的确存在一些关键区别。左脑含有与说话和语言相关的脑区（分别叫作布罗卡氏区和韦尼克氏区），还与数学计算和事实检索能力有关。右脑则对视觉与听觉处理、空间分析能力和艺术能力十分重要，这些能力往往更需要灵感和创造力。不过这些功能都需要两侧半球的同时参与。大脑下面是脑干，脑干后面则是小脑。和所有脊椎动物的脑部一样，人脑同样由前脑、中脑和后脑三部分发育而来。每部分中都含有充满液体的空腔，名为脑室。前脑会发育成大脑及其基本结构，中脑会发育成为脑干的一部分，后脑则会发育成部分脑干和小脑。大脑和脑干之间为丘脑和下丘脑。丘脑负责向皮层传递感官与运动信号，与调节意识、睡眠和警觉度有关。下丘脑则通过脑垂体，将神经系统与内分泌系统相连。小脑位于大脑下方，对运动控制发挥着重要作用，主要负责身体的协调与平衡，也许还有一定的认知功能。人类的大脑一直是科学家们不懈研究的一个重要领域。脑科学家们公认人的大脑还有大量的潜力可挖。

什么是脑膜炎

　　脑膜炎（meningitis）是指脑膜和 / 或脑实质受病原体侵袭导致的炎症性病变，简单点说，就是脑组织和 / 或脑外面那三层包膜"发炎"了。不同性别和年龄的人都可能发病，多为急性或亚急性。临床上以高热、头痛、呕吐、昏迷、惊厥等症状为其特征，大多伴有脑脊液（浸泡、营养并保护脑和脊髓的液体）成分的改变，应根据不同病因进行防治。

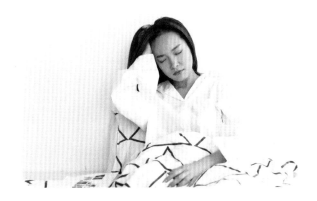

脑（膜）炎的病因有哪些

能引起脑（膜）炎的病原体家族很兴旺，成员有病毒、细菌、真菌、螺旋体、立克次体、寄生虫等，它们长得风格迥异，却都有一个共同的特点，那就是擅长对脑组织和脑膜进行破坏。

不同的病原体入侵颅内的途径各不相同，可谓"条条大路通罗马""八仙过海各显神通"。总体来说人们会通过呼吸道、消化道、头面部孔道（比如耳道、鼻窦）等直接或间接接触病原体，病原体进入人体后可通过血液、淋巴液、脑脊液循环或外伤直接进入颅内。虽然我们的大脑和脑膜有皮肤、软组织、颅骨和血脑屏障等层层保护，但是其实它们也并不是坚不可摧，"千里之堤，溃于蚁穴"，一旦决堤，一泄千里。

细菌性脑膜炎的常见致病菌有肺炎链球菌、脑膜炎奈瑟菌、流感嗜血杆菌 B 型和李斯特菌等。此外，医院内神经外科手术后少数继发的细菌性脑膜炎，其致病菌多为葡萄球菌等。通常有一部分健康人鼻内或体表携带这些病菌却不侵害人体，但会通过咳嗽或打喷嚏传播。人们最易在患感冒免疫低下时被病菌感染，因为感冒时鼻子发炎，会使细菌进入颅内变得极为容易。

急性化脓性脑膜炎由邻近组织的化脓性疾病引起的，常见的包括鼻窦炎、中耳炎、乳突炎、扁桃体炎、颈部化脓性病灶、颅骨骨髓炎、硬脑膜外、硬脑膜下脓肿以及脑脓肿。此外，颅脑受到损伤也可引起脑膜炎。

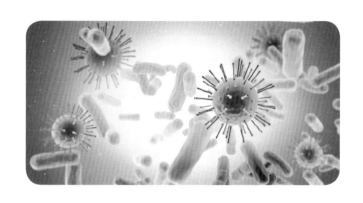

病毒性脑膜炎常需区别的是单纯脑膜炎，或是合并脑炎。单纯脑膜炎有时虽病情严重但常常呈自限性，大多是肠道或呼吸道病毒引起的疾病，多数患者能完全恢复；而合并脑炎时症状多较严重，早期处理不当，常会遗留后遗症。如人们常说的乙脑（也叫流行性乙型脑炎）多是通过蚊虫叮咬传播的重症脑炎，而且没有特别有效的药物治疗，所以这类疾病的预防措施主要就是切断虫媒和保护易感人群，以及打疫苗等。

结核性脑膜炎主要通过呼吸道感染结核杆菌而引起的，部分患者先合并有肺结核，该类患者如果咳嗽、打喷嚏时排出的飞沫颗粒中有结核杆菌，就有可能传播他人，在免疫低下时最终通过各种循环路径引起脑膜炎。

隐球菌性脑膜炎的致病菌为隐球菌，多在鸽子等禽类粪便中存在，也可以在久置的书柜、仓库灰尘中找到，主要通过呼吸道吸入。一般来说，健康的人不容易患与真菌有关的脑膜炎，但在免疫力低下的人群中容易致病，比如艾滋病、肿瘤、长期服用激素或免疫抑制剂的患者。还有些人由于遗传相关因素导致免疫力下降，常比较隐匿。

寄生虫脑炎可因为接触疫水、食用未熟透的水产品等导致寄生虫侵入人体的皮肤及消化道而致病。

脑膜炎有哪些危害

脑膜炎可能会呈流行性或散发性发生，越早诊断和治疗越好，如没有及时治疗，甚至会致死。多数患者经恰当治疗后可以完全康复，但也有少数患者会留下诸如耳聋、失明、癫痫、瘫痪等神经损害和（或）精神症状等后遗症。比如有些患者伴有癫痫发作，俗称"羊癫疯"，主要表现为肌肉抽搐，严重的伴有意识丧失，双眼上翻，口吐白沫。有些类型可表现为短暂的神志恍惚。长期癫痫发作会导致智力下降、四肢及躯体肌张力增高，严重的会导致强直、畸形，影响肢体活动和生活质量。

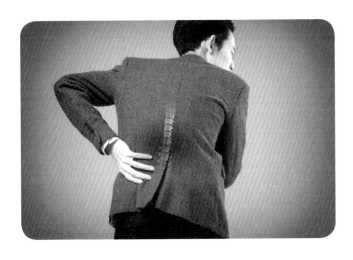

有些患者可出现偏瘫、大小便失禁，如果累及脊髓还可以出现躯干及双下肢麻木、无力（截瘫）、大小便潴留，严重影响患者的生活和心理，容易出现压疮、抑郁，家属护理难度大，负担重。

由于大脑是我们的神经中枢，不同区域负责不同功能，非常精密而且脆弱，一旦病原体破坏了特定区域的脑细胞就会导致相应的症状，而且脑细胞的再生及自我修复功能很差，所以脑膜炎危害十分严重。

脑膜炎的发病高危因素

　　脑膜炎是由细菌、真菌、病毒、结核、寄生虫等多种已知或未知的微生物病原体引起的中枢神经系统感染性疾病，它一直是人们害怕的疾病之一，病死率和致残率高。脑膜炎的发生是环境、生活方式及个体等多种因素互相作用的结果。许多因素可以增加脑膜炎的发病率，医学上称之为脑膜炎的发病高危因素。

年龄

　　6个月到2岁的儿童，由于母体带来的抗体逐渐减少，自身免疫系统尚未完善，导致机体防御能力下降，因而小儿，特别是婴幼儿的脑膜（脑）炎患病率很高。而引起化脓性脑膜炎的主要病原体随年龄不同而不同：我国出生3个月以内的婴幼儿最常见致病菌为大肠杆菌、B 组溶血性链球菌和葡萄球菌；3~5 岁患儿常见致病菌为 B 型流感嗜血杆菌、肺炎链球菌和脑膜炎双球菌；5 岁以上患儿多见脑膜炎双球菌和肺炎链球菌感染；大于 12 岁小儿则以肺炎链球菌和脑膜炎双球菌多见。妊娠期妇女、老年人亦是脑膜炎高发人群。

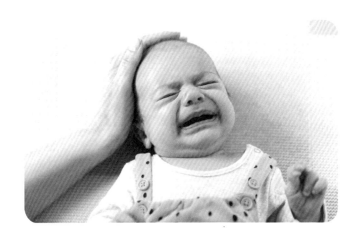

环境

与活动性肺结核患者接触、现在或既往在粉尘环境中工作、生活在结核高发环境是结核性脑膜炎好发的高危因素。冬春季是婴幼儿化脑的高发时期，夏季是病毒性脑炎高发期，3~5 岁儿童最易发，其中乙型脑炎是病毒性脑炎中较常见也是较重的一种，主要通过蚊虫叮咬传播。

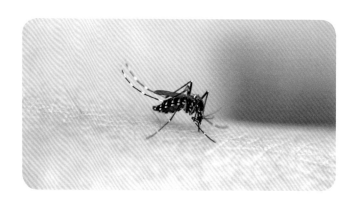

　　真菌中的隐球菌广泛分布于自然界，如鸽粪、土壤、牛乳、水果等，其中鸽粪被认为是最重要的感染源，预防隐球菌脑膜炎，应加强对鸟禽类尤其是鸽类粪便的管理，避免接触到被污染的土壤，防止鸽粪污染空气。

生活方式

　　生活在偏远落后地区的人群，由于缺少打疫苗的意识，且生活卫生习惯比较差，容易发生结核等相关性脑膜炎。近年来经食用冰箱内冷藏的食品引起产单核细胞李斯特菌感染的病例呈逐年增多的趋势，特别是孕妇、老年人病例增长尤多。产单核细胞李斯特菌是一种可引起全世界范围内人畜共患和食源性疾病的致病菌。李斯特菌主要是通过污染的食品感染人，可以是散发或暴发流行。经口感染是其最常见的传播途径，人主要是通过食用污染的奶及肉类食品等动物性食品而患李斯特菌病。

个体免疫

脑膜炎发病的原因更多的与个体的身体状况有关。身体状况良好也就是说机体抵抗力或者说免疫力良好的话，一般情况下不容易罹患脑膜炎。举个例子，HIV，就是艾滋病的发生。艾滋病病毒会摧毁机体内的淋巴细胞，进而容易导致各种病原微生物的感染，且容易侵犯至颅内从而罹患脑膜炎。长期大量应用广谱抗生素、免疫抑制药、抗癌药物，接受器官移植术，患有白血病、艾滋病、各种肿瘤、系统性红斑狼疮、结核病、糖尿病、肝硬化以及长期营养不良、过度疲劳、抽烟喝酒的人群一般都免疫功能低下，是各种脑膜炎的高发人群。

解剖缺陷

如果机体因各种原因导致存在与颅腔相连的直接通道，如颅骨骨折、脑脊髓膜膨出。病原微生物可从此直接进入蛛网膜下腔导致脑膜炎的发生。先天性或获得性神经与皮肤的解剖异常或脑脊髓膜膨出等均会使脑脊液与外界交通，易继发感染；中耳炎、乳突炎等邻近组织器官感染会扩散波及脑膜。

哪些疾病可以导致脑膜炎

脑膜炎（meningitis）系指软脑膜的弥漫性炎症性改变。由细菌、病毒、真菌、螺旋体、原虫、非典型病原体、肿瘤等各种生物性致病因子侵犯软脑膜和脊髓膜引起。免疫力低下如艾滋患者、糖尿病患者、长期服用激素及免疫抑制剂者、年老体弱者多易罹患。细菌性脑膜炎是一种特别严重的疾病须及时治疗，如果治疗不及时，可能会在数小时内死亡或造成永久性的脑损伤。病毒性脑膜炎虽比较严重但大多数人能完全恢复，少数遗留后遗症。脑膜炎可累及硬脑膜、蛛网膜和软脑膜，硬脑膜炎多继发于颅骨感染。自从抗生素广泛应用以来，硬脑膜炎发病率已大为减少。软脑膜炎则颇为常见，包括蛛网膜和软脑膜炎症。因此，目前脑膜炎实际上是指软脑膜炎而言。脑膜炎在很大程度上是由身体其他部位感染的病原体播散引起。

上呼吸道感染

有 70%~80% 的上呼吸道感染由病毒引起，如腺病毒、呼吸道合胞病毒、埃可病毒、柯萨奇病毒等。另有 20%~30% 的呼吸道感染由细菌引起，细菌感染可直接感染或继发于病毒感染之后，以溶血性链球菌为最常见，其次为流感嗜血杆菌、肺炎球菌、葡萄球菌等，偶或为革兰阴性细菌。各种导致全身或呼吸道局部防御功能降低的原因，如受凉、淋雨、气候突变、过度疲劳等可使原已存在于上呼吸道的或从外界侵入的病毒或细菌迅速繁殖，从而诱发本病。部分病原体在机体免疫功能低下或处理不当时可发生脑膜炎。

皮肤软组织感染

皮肤软组织感染包括毛囊炎、疖、痈、淋巴管炎、急性蜂窝织炎、烧伤创面感染、手术后切口感染及褥疮感染等。毛囊炎、疖、痈及创面感染的最常见病原菌为金色葡萄球菌；淋巴管炎及急性蜂窝织炎主要由化脓性链球菌引起；褥疮感染常为需氧菌与厌氧菌的混合感染。皮肤、软组织感染病灶广泛并伴发热等全身症状，或有并发症者，属复杂性皮肤、软组织感染。

当感染临近颅脑（如鼻旁三角区疖肿等）或病原体侵入血流时，可形成播散导致脑膜炎的发生。

肺炎

肺炎是指包括终末气道、肺泡腔及肺间质等在内的肺实质炎症。包括细菌性肺炎（革兰阳性球菌、革兰阴性杆菌和厌氧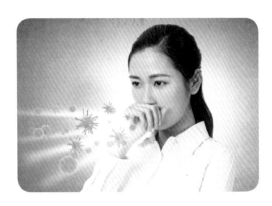菌）、病毒性肺炎（腺病毒、呼吸道合胞病毒、流感病毒等）、支原体肺炎、真菌性肺炎（白念珠菌、曲霉菌、隐球菌等）和其他病原体所致肺炎（衣原体、支原体、立克次氏体、弓形体、原虫及寄生虫等）。在临床上常见的肺炎链球菌肺炎和少发的隐球菌肺炎等类型常可以合并或发展成脑膜炎。其他肺炎的病原体在少数情况下也可发生脑膜炎。

结核病

如肺结核、骨结核、腹腔结核、女性盆腔结核等，临床上如果未得到及时诊治和控制，则结核杆菌极易扩展播散而发生脑膜炎。

败血症

多为细菌侵入血流引起的严重感染，常可以通过血液培养获得病因诊断，如果临床上未得到及时诊治和控制，血液中的病原体极易突破血脑屏障而发生脑膜炎。某些临床特殊情况，如梅毒，可以引起梅毒螺旋体血症，导致神经梅毒（梅毒性脑膜炎）。

其他

如化脓性中耳炎、乳突炎、筛窦炎、牙龈脓肿等，也可以通过侵犯临近组织或扩散入血流而引起脑膜炎。

总之，以上诸多感染性疾病在发病过程中，如体温明显升高，可达 38.5 ℃以上，出现明显头痛加剧，特别是烧退时仍头痛；伴呕吐，重者为喷射状呕吐，或 / 和出现大小便失禁、全身抽搐（癫痫发作）、神志障碍、眼球运动障碍、视物模糊、复视、肢体偏瘫、病理反射阳性等脑神经障碍症状体征时，应考虑合并有脑膜炎，须及时到医院救治。

临床常见的脑膜炎有哪些类型

化脓性细菌性脑膜炎

化脓性细菌性脑膜炎是由各种化脓性细菌引起的脑膜炎症，系细菌性脑膜炎中的一大类。为颅内的严重感染之一，常表现为化脓性脑炎与脑脓肿并存。病原菌从新生儿到成人各有不同（见表1）。早期明确诊断和有效的抗感染治疗是救治成功的关键。

表1　各种引起化脓性细菌性脑膜炎常见的病原体

易感因素		常见致病菌
年龄	<1 个月	无乳链球菌、大肠杆菌、单核细胞增多性李斯德菌、克雷伯菌属

易感因素		常见致病菌
年龄	1~23 个月	肺炎链球菌、脑膜炎奈瑟菌、无乳链球菌、嗜血流感杆菌、大肠杆菌
	2~50 岁	脑膜炎奈瑟菌、肺炎链球菌
	>50 岁	肺炎链球菌、脑膜炎奈瑟菌、单核细菌增多性李斯德菌、需氧革兰阴性杆菌
脑外伤	颅底骨折	肺炎链球菌、流感嗜血杆菌、A 群 β 溶血性链球菌
	开放性脑外伤	金黄色葡萄球菌、凝固酶阴性葡萄球菌（尤其表皮葡萄球菌）、需氧革兰阴性杆菌（包括铜绿假单胞菌）
	神经外科术后	需氧革兰阴性杆菌（包括铜绿假单胞菌）、金黄色葡萄球菌、凝固酶阴性葡萄球菌（尤其表皮葡萄球菌）
	脑脊液分流术后	凝固酶阴性葡萄球菌（尤其表皮葡萄球菌）、金黄色葡萄球菌、需氧革兰阴性杆菌（包括铜绿假单胞菌）、痤疮丙酸杆菌

结核性脑膜炎

结核性脑膜炎是由结核杆菌引起的脑膜非化脓性炎症，约占全身性结核病的 6%，是最常见的中枢神经系统结核病。不仅是结核病中最严重的病型，也是小儿结核病死亡的最主要原因。结核分枝杆菌感染经血播散后在软脑膜下种植形成结核结节，结节破溃后大量结核菌进入蛛网膜下腔。近年来，结核性脑膜炎的发病率及致死致残率仍较高。早期诊断和治疗可提高疗效，减少死亡率。

病毒性脑膜炎

病毒性脑膜炎系多种病毒引起的中枢神经系统的感染。按病毒学分类，其主要类型（见表2）：

表2 病毒性脑膜炎分类

类型	常见病种
疱疹病毒脑炎	单纯疱疹病毒、巨细胞病毒、带状疱疹病毒等
肠道病毒脑（膜）炎	柯萨奇病毒、埃可病毒等
虫媒病毒脑炎	乙脑病毒、森林脑炎
变态反应性急性脱髓鞘脑病（传染病后脑炎）	急性播散性脑脊髓炎等
慢病毒脑炎	传统病毒——亚急性硬化性全脑炎，朊蛋白——亚急性海绵样脑病或新变异型克雅病等
其他病毒脑炎	腮腺炎病毒、狂犬病毒、流感病毒、西尼罗病毒、尼帕病毒、HIV等

在美国，每年由病毒引起的中枢神经系统感染的患者数远远超过由细菌、真菌和原虫感染的总和。可见病毒在中枢神经系统感染中的重要性。临床上单纯脑膜炎的患者常常呈自限性，多数患者能完全恢复；而合并脑炎时症状多较严重，而且很多病毒没有特别有效的药物治疗，常会遗留后遗症。

隐球菌性脑膜炎

隐球菌性脑膜炎是隐球菌属中某些种类或变种侵犯中枢神经系统引起的一种深部真菌感染，是最为常见而严重的一种真菌性脑膜炎。健康人不易患与真菌有关的脑膜炎，而在免疫力低下的人中容易致病，比如患有艾滋病、肿瘤及长期服用激素或免疫抑制剂的患者。在撒哈拉以南的非洲隐球菌性脑膜炎患者常合并艾滋病，其病死率可达 50% 以上。我国该病的病死率为 15%~25%。

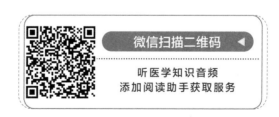

脑膜炎早期的主要症状

婴幼儿

婴幼儿脑膜炎症状常不典型，尤其是前囟门未闭合的患儿。可表现为急性高热，或以惊厥为首发症状。由于婴幼儿无法表达，头痛症状易被忽略，部分可以抽搐为首发症状。病毒性脑膜炎和化脓性细菌性脑膜炎起病多较急，大部分患儿在早期会出现高热、畏寒、头痛、精神错乱、抽搐、神志障碍等；结核性脑膜炎与隐球菌性脑膜炎等多表现为好哭泣、精神呆滞、不喜欢玩，低热及不规则发热，头痛、食欲减退、呕吐、睡眠不安、疲乏、抽搐、神志障碍等。由于婴幼儿早期临床症状多不典型，家长要多观察孩子的精神状态，如出现烦躁、好哭、吵闹或精神呆滞、不喜欢玩、睡眠不安等，应警惕脑膜炎的可能，尽早带孩子到医院就诊。

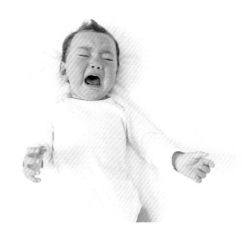

成人

各型脑膜炎主要症状大多相似，但也有部分区别：

发热 结核性脑膜炎患者的发热大多早期为低热，且多见于午后、傍晚发热，病程中也多为低中度发热，体温在38℃左右；有些患者伴有夜间盗汗、乏力，容易疲倦，消瘦等症状。病毒性脑膜炎患者的发热大多急性发病，多为高热，发热多无明显规律，有些患者发热前可有受凉、鼻塞、流涕、咽痛等感冒症状，部分发病前有劳累、醉酒史，或有腹泻症状。化脓性细菌性脑膜炎的发热亦大多为高热，体温常达39℃以上，急性起病，发热多无明显规律，且持续时间较长，部分患者可发现身体局部有皮肤、软组织、肺部及其他脏器的感染病灶。隐球菌性脑膜炎的患者大多呈低热，发热无明显规律性，少部分患者早期可无明显发热症状。

头痛　几乎所有脑膜炎患者都会出现不同程度的头痛症状；头痛的部位无明显特异性，可以为前额疼痛，单侧头痛，后脑疼痛，甚至全脑部疼痛。疼痛性质各异，有"胀痛""跳痛""针刺样疼痛""紧箍样疼痛"，头痛可 24 小时持续存在，亦可以间断发作。头痛可随疾病进展逐步加重，伴随后颈部疼痛僵直感，有时为持续性剧痛；各型脑膜炎中以隐球菌性脑膜炎患者头痛最为剧烈，与严重颅内高压有关，此型脑膜炎患者头痛逐日加重，进展速度快，如不早期行腰穿明确诊断，头痛无法忍受，易出现听力下降、失明，甚至出现脑疝危及生命。

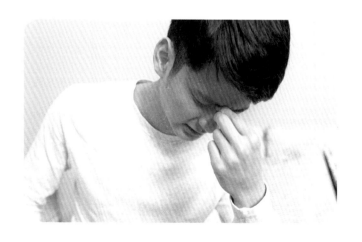

呕吐　　为脑膜炎颅内高压的重要临床表现之一，随疾病进展呕吐加重，一般头痛越剧烈，越易伴随呕吐症状，严重时可为喷射性呕吐，呕吐次数越多可能提示病情越严重。

抽搐　　当脑膜炎的病情发展影响到脑细胞功能时，可发生肢体抽搐，抽搐也就是癫痫发作，也俗称"羊癫风"，分为全身性发作和部分性发作。全身性发作开始后患者会失去知觉，有时会先尖叫一声，然后全身僵硬，双眼上翻，口吐白沫，继而四肢出现有节律的抖动，有时会因暂停呼吸而面色青紫。可能会咬破舌头，大小便失禁。这种发作一般持续1~3分钟可自行停止，在恢复知觉后，患者可能有剧烈头痛或直接入睡。小儿常常很快恢复到正常状态。部分患者可以四肢不出现节律性抖动，可以表现为手上举、头后仰或转向一侧，持续僵硬状态。全身性发作中有一种特殊状态为失神发作，表现为突然不动，但不跌倒，两眼发直、发呆、凝视前方，有时眼皮快速跳动或手微微抖动，一般10秒钟左右恢复正常，自己无知觉。失神发作每天可能发作几次到几十次，甚至1天达上百次。失神发作不像其他类型那样引人注意，容易被忽视。家长常反映孩子学习成绩特别是数学成绩下降，或上课、吃饭时发呆，同伴反映玩游戏时突然莫名其妙停下来，几秒钟后又恢复正常。脑膜炎的患者出现频繁癫痫发作时，常常是病情发展、加重的表现。

神志异常，甚至昏迷　在脑膜炎的病情发展影响到脑细胞功能时，可出现神志改变、精神错乱，胡言乱语，甚至昏迷，这些都是病情严重的表现。

当出现发热、头痛、伴或不伴呕吐、抽搐、神志改变、精神错乱，胡言乱语等症状时，建议及时到医院就诊，以免耽误疾病诊治。

脑膜炎的鉴别

脑膜炎与其他引起头痛的疾病区别

偏头痛　最多见。呈发作性、搏动样或胀痛。常有一些特异性症状,在低头、受热、咳嗽时可使头痛加重。检查可见颞动脉隆起,压迫后头痛可减轻。

紧张性头痛　也称肌收缩性头痛。凡是能引起头、颈肌肉持续性痉挛收缩的原因均可引起本病。如情绪紧张、焦虑、长期低头工作、颅腔邻近组织器官病变等。此头痛为一种非搏动性的重压感或紧箍样钝痛、刺痛、牵扯样痛,多见于枕、颞、额部有时可扩散到颈肩部。

非偏头痛型血管性头痛　无明显的发作性及特异性伴发症状。多为感染、发热、中毒及缺氧等全身性疾患使颅内外血管扩张所致。如全身感染、饮酒、应用扩血管药、心肺功能不全、中暑等。

头、面、颈部神经痛 常见的有三叉神经痛、枕神经痛等。表现为位于各神经分布范围内或沿某神经走行方向痛。前者为发作性，短暂而剧烈，其性质如刀割状、电击样等，存在无痛间歇期，常伴有扳机点，神经系统检查无定位体征；后者常在持续疼痛的基础上有阵发性加重，不存在扳机点和无痛间歇期，常有客观体征。CT、MR 有助于诊断。

脑血管病 各类出血性脑血管病、脑动／静脉炎、脑动脉瘤、动静脉畸形等均可有头痛。尤其应注意的是蛛网膜下腔出血，因为大部分患者无偏瘫及神志障碍，极易误诊且往往预后不良。其特点是起病突然，炸裂样头痛，伴呕吐及脑膜刺激征。CT 应作为首选的检查，通过该检查可在医生的帮助下很快明确诊断。

脑部肿瘤 头痛常常缓慢起病，早期多在早晨起床后头痛明显（因夜间平卧时间长、脑部静脉及脑脊液回流不畅、颅内压升高导致）。随着病情的发展而症状进行性加重，呈持续性头痛，在用力、咳嗽、排便及体位改变时可使头痛程度加重。这种情况一方面脑内肿瘤性病变本身压迫及推移颅内的痛敏结构，引起局部头痛；另一方面，由于颅内压力的增高，引起头部深胀痛、炸裂样痛，常伴有呕吐、视盘水肿等高颅压症状及神经系统损害的定位体征。

颅内压降低　表现为坐起后头痛，平卧后症状消失，也伴有恶心、呕吐。头痛系颅内痛敏结构失去了脑脊液的依托而移位、牵拉所致，往往是腰椎穿刺放脑脊液后发生率较高。

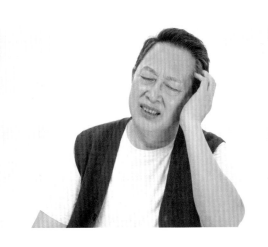

五官科疾病所致头痛

眼部疾病	有很多眼疾可引起头痛。如远视、散光等屈光不正、青光眼、虹膜睫状体炎、角膜炎等。头痛的特点及程度与用眼有关。头痛一般位于眼眶、额部、颞部，有时也可放射到枕部及全头部。尤应注意青光眼，由于眼压增高，常头痛剧烈，伴畏光、瞳孔散大、固定，对光反射消失，结膜充血、角膜浑浊、呕吐等

副鼻窦炎	头痛特点多为深在性钝痛，部位依受累相应的鼻窦而异、无搏动感。上午重、下午轻。相应鼻旁窦区有扣压痛、伴鼻塞、流脓涕、嗅觉减退
耳部疾患	急慢性中耳炎、乳突炎均可产生头痛。多为颞、顶、忱区持续性、搏动样痛。部分人伴全身感染中毒症状
牙齿及牙周疾病	牙痛可反射到同侧头部。性质多为搏动样、钝、刺痛。少数患者头痛的表现类偏头痛，如炎症波 V2V3，可表现为发作性剧烈头面部痛

心理因素性头痛　目前较为常见。可能与对疼痛的耐受阈下降有关。也有些患者因精神紧张，抑郁导致自主神经功能失调，引起颅内外血管舒缩功能障碍。因而具有血管性头痛及紧张性头痛的双重特点。

脑膜炎与其他引起发热的疾病区别

重点要鉴别的疾病是急性上呼吸道感染，简称"上感"，俗称"感冒"，主要是指鼻咽和咽部的急性感染。本病是儿童时期最常见的疾病，成人也不少见，常诊断为"急性鼻咽炎""急性咽炎""急性扁桃体炎"等。该病一年四季均可发生，以冬、春季节及气候骤变时多见。多为散发，偶见流行，主要是空气飞沫传播。一次患病后导致疫力不足，故可反复患病。

病因　各种病毒和细菌均可引起，但90%以上为病毒所致，主要有鼻病毒、呼吸道合胞病毒、流感病毒、流感病毒、副流感病毒、腺病毒、柯萨奇病毒、埃可病毒、冠状病毒、单纯疱疹病毒、EB病毒等。病毒感染后可继发细菌感染，最常见的是溶血性链球菌，其次为肺炎球菌、流感嗜血杆菌等。肺炎支原体也可引起感染。

临床表现　一般类型上感，常于受凉后1~3天出现症状。年长儿症状较轻，以局部症状为主，无全身症状或全身症状较轻；婴儿病情大多较重，常有明显全身症状。

全身症状	发热、烦躁不安、头痛、全身不适、乏力等。部分患儿发病早可有阵发性脐周疼痛，有的类似急腹症，与发热所致肠痉挛或肠系膜淋巴结炎有关。婴幼儿起病急，多有高热，体温可高达39~40℃，常持续2~3天至1周左右，常伴有呕吐、腹泻、烦躁不安，甚至高热惊厥
局部症状和体征	主要是鼻咽部症状，如鼻塞、流涕、喷嚏、干咳、咽痒、咽痛等，多于3~4天自然痊愈。体检可见咽部充血、淋巴滤泡，扁桃体可肿大、充血并伴有渗出物，颌下淋巴结肿大、触痛。肠道病毒引起者可出现不同形态的皮疹。肺部听诊一般正常

流行性感冒 由流感病毒、副流感病毒引起，简称流感，潜伏期一般 1~3 天，起病初期传染性最强。典型流感，呼吸道症状可明显，而全身症状重，如发热、头痛、咽痛、肌肉酸痛、全身乏力等，有的可引起支气管炎、中耳炎、肺炎等并发症及恶心、呕吐等呼吸道外的各种病症。体检可见结膜外眦充血、咽部充血、软腭上滤泡。

脑膜炎与代谢性脑病的区别

代谢性脑病是指体内生化代谢改变造成脑组织内环境变化进而导致脑功能紊乱的一组疾病的总称。代谢性脑病常见的临床类型包括：

肺性脑病，高糖血症性脑病（酮症酸中毒昏迷 –DKA 和高渗性非酮症高糖昏迷 –HHNKS），低糖血症性脑病，肝性脑病，尿毒症性脑病，透析性脑病，内分泌性脑病，电解质代谢失常相关脑病综合征，以及癌性神经病等。

在临床上易于发生代谢性脑病者包括：老年人、多器官功能障碍（MODS）者、接受对中枢神经有毒性作用药物治疗及严重营养缺乏患者。其他危险因素尚有感染、中毒、内分泌失调等。

其临床症状主要是在原发病的基础上首先出现精神异常、嗜睡、昏睡、昏迷等意识状态的变化，这种变化可急可缓。随着意识障碍程度加深及体内酸碱平衡失调，可以出现呼吸频率和节律的变化，患者可以有过度换气后呼吸暂停及或潮式呼吸的表现。患者可有震颤、肌阵挛、癫痫发作，甚至出现去大脑强直、去皮层状态等表现。

代谢性脑病是一类可治性的疾病。早期识别代谢性脑病并给予及时处理，对患者预后极其重要。

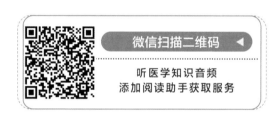

微信扫描二维码 ◀

听医学知识音频
添加阅读助手获取服务

PART 2

脑膜炎患者看病须知

038 | 如何选择医院和科室

041 | 需要接受的相关检查

043 | 关于脑膜炎你可能会问医生的问题

如何选择医院和科室

在现实生活中，患者诊断为脑膜炎后，都会感觉到不知道怎么办才好？该上哪家医院哪个科室去看才能得到最好的治疗？

平常大家想要了解医院及科室有下面几种方法：

熟人朋友介绍	通常生病了很多病友都会打电话给在医院工作的朋友说自己哪方面出了问题，医院的朋友会告诉病友什么病该去哪里看比较合理和方便
网络查询	现在的网络非常发达，目前，我国存在大量患者到医院就医时对就诊疗程不熟悉的情况，对主治医生的个人情况了解得更少。因此，患者到医院就诊挂号存在较强的盲目性。尤其在挂专家号时更为困难，患者甚至需要熬夜排队挂号。那么患者可通过网络提前了解医生能看哪方面的病，哪方面比较擅长

病友介绍	通过比较熟悉的病友介绍可以清楚地了解相关医院的综合和专科实力，以便少走弯路，更好地治疗疾病
乡镇、县、市级医院推荐	因为国家级、省级医院与市、县、乡镇级医院之间有包括技术支持等在内的很多协作和联系，所以下级医院非常清楚上级医院对特殊疾病的诊断和治疗水平，目前很多上下级医院都签订了良好的相互转诊协议
就近原则	很多病友看常见病一般都会选择就近的医院就诊，但需要提醒的是特殊疾病应该慎重选择，以免耽误病情

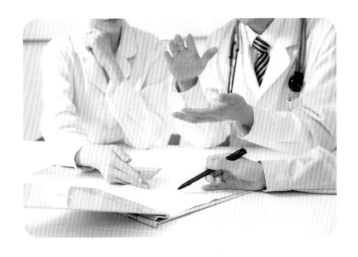

虽然方法很多，但还有患者病急乱投医，盲目选择医院及科室，既浪费了时间和金钱，又耽误了病情的最佳治疗时机。

因此，当患病后，选择合适的医院和科室就诊就显得尤为重要，作为脑膜炎专科医生，我们建议脑膜炎患者选择医院应考虑以下因素：

医院具有脑膜炎诊断的条件	正确诊断是治疗的前提和基础，脑膜炎的诊断需要经过三个步骤，分别为临床诊断，影像诊断，实验室诊断。这几种诊断的可靠性依次递增，实验室诊断是确诊脑膜炎的金标准。所以就需要医院应有相关的设备和人力资源
医院配备诊疗脑膜炎的设备	可在医院的官方网站上查询其设备配备情况。一般专科医院或省级三甲综合医院都会配备这些设备。还有更加重要的实验室诊断，具体包括脑脊液细胞学，脑脊液特殊染色，脑脊液培养及核酸检测等

因此，对于脑膜炎患者的就医，我们的推荐是：首选省级及以上具有专业优势的三级甲等医院，其次是具有相应诊治条件的市、县级医院。

需要接受的相关检查

　　任何怀疑脑膜炎的患者均应行血常规、肝肾功能、血糖、电解质、凝血功能、降钙素原（PCT）、C反应蛋白（CRP）、血培养、艾滋病抗体、梅毒抗体及头颅影像和腰椎穿刺脑脊液等检查。凭借这些检查，医生能很快作出基本的诊断和鉴别诊断。影像检查优先选择头部磁共振（MRI）平扫加增强，其对脑膜炎的诊断价值优于头部CT扫描，就诊时如无条件做头颅MRI，应早做头颅CT扫描检查进行初步评判。因我国是结核病高发病国家，因此建议还要常规行胸部CT扫描检查明确肺部有无结核病灶或其他病变，这对结核性脑膜炎的诊断及鉴别有一定价值。腰椎穿刺要进行脑脊液相关检查，包括脑脊液常规–生化（脑脊液的一般性状、细胞计数、细胞分类、蛋白质定量、葡萄糖定量测定、氯化物定量测定等）、病原体革兰染色、墨汁染色、改良抗酸染色、细菌培养、隐球菌荚膜多糖抗原检查、病毒抗体或核酸等微生物检验。因脑脊液细胞常规分类计数的人为干扰因素较大，有时单次脑脊液常规检查评判可能误导临床诊断；在有条件的医院还要进行脑脊液玻片离心沉淀染色技术（如 MGG 染色等），可作为早期诊断、鉴别及疗效判定的有效检测手段。

在某些情况下，如患者感染性脑膜炎诊断成立，而临床又无相关确切依据，特别是诊断性治疗效果好时，有条件还需要送脑脊液微生物二代基因测序或立体定向脑实质病灶活检明确诊断。

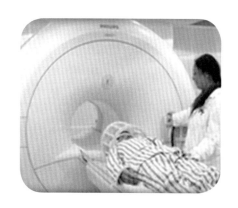

关于脑膜炎你可能会问医生的问题

脑膜炎有哪些症状?

急性起病者如细菌性、病毒性脑膜炎通常会在数小时、数天内出现高热、头痛、恶心及呕吐、颈部僵直、抽搐、嗜睡、昏迷等症状体征；有些细菌性脑膜炎偶尔还会有皮肤出现深红或紫色皮疹的症状。结核、隐球菌性脑膜炎多为头痛、发热起病，呈慢性进展，一般经 2~4 周不能及时诊断，病情可进展，出现嗜睡，最后昏迷不醒。脑膜炎的症状在婴儿及幼儿身上可能较不典型。

脑膜炎有哪些危险?

脑膜炎发生后，愈早治疗愈好；发生脑膜炎而未能及时诊断和治疗，除少数病毒性脑膜炎会自限恢复外，大多数最后会导致死亡。经过规范治疗后，大多数脑膜炎患者会完全康复，但也有少数患者会留下诸如耳聋、失明及（或）精神状态恶化等永久性损害。

出现脑膜炎的症状应该如何处理?

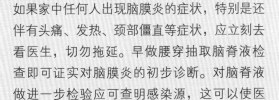

如果家中任何人出现脑膜炎的症状，特别是还伴有头痛、发热、颈部僵直等症状，应立刻去看医生，切勿拖延。早做腰穿抽取脑脊液检查即可证实对脑膜炎的初步诊断。对脑脊液做进一步检验应可查明感染源，这可以使医生针对引起感染的特定病原拟定治疗方案。

得了脑膜炎应如何治疗？

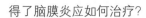

必须住院治疗，直到脑膜感染病原体被清除为止。如果感染是属于细菌性的，医生会使用大剂量的抗菌药物，这些药物可能是用点滴的方法，直接注入静脉，注射抗菌药物的时间长达2周或以上。大多数病毒并不会被抗菌药物消灭，因此，在患了病毒性脑膜炎时，通常会使用抗病毒药物。同样，结核性脑膜炎需抗结核药物治疗；隐球菌性脑膜炎需要抗真菌治疗。当然，每种脑膜炎都有相应的治疗原则，医生还需要根据不同患者不同病情进行个体化治疗。

 脑膜炎为什么会引起头痛？

脑膜炎的头痛主要是由于炎症刺激了具有疼痛感觉的脑膜、颅底血管，以及颅神经引起。更重要的是由于炎症刺激，引起颅内压力增高，由于颅腔几乎由密闭的颅骨组成，无伸展的余地，使脑子和周围组织受压，引起疼痛，甚至有生命危险。另外，脑膜炎会刺激脑脊液的分泌，影响脑脊液的回流，很容易合并脑脊液循环受到阻碍，从而使脑脊液在颅腔内增多，同时又排不出去，形成脑积水，加重了颅内高压。

为什么怀疑脑膜炎要做腰椎穿刺检查？
患者要如何准备？

腰椎穿刺术（lumbar puncture）是神经科临床常用的检查方法之一，对神经系统疾病的诊断和治疗有重要价值、简便易行，亦比较安全。

● 下列情况下需进行腰椎穿刺抽取脑脊液检查：
①脑和脊髓炎症性病变的诊断（也就是判断有没有脑膜炎）。
②脑和脊髓血管性病变的诊断。
③区别阻塞性和非阻塞性脊髓病变。
④脑膜癌和脑膜白血病的诊断和治疗。
⑤早期颅高压的诊断性穿刺。
⑥蛛网膜下腔出血放出少量脑脊液以缓解症状。
⑦气脑造影和蛛网膜下腔碘油造影。
⑧鞘内（椎管内）给药治疗。

● 腰椎穿刺时患者要做好下列准备：
①操作前患者要充分了解腰椎穿刺是一项诊断疾病或治疗性的技术，比较安全，消除紧张情绪，积极配合。
②神志清醒患者，操作前要排空大小便，以利于操作时屈曲体位和操作后短期卧床的需要。
③操作前后患者进食不严格限制，但有呕吐者腰穿前应禁食。
④操作完毕，患者需去枕卧床（可以翻身）4~6小时，以防腰穿后头痛发生。

腰椎穿刺安全吗？为什么做完后会头疼？

 正常人的脑脊液平均以 0.3~0.4mL/ 分钟的速度产生，也就是说每天可以产生 500mL 左右的脑脊液，同时也会吸收这么多的脑脊液，达到一个平衡的循环。因此腰穿取出少量的脑脊液是一项很安全的操作。腰穿毕竟是一个有创的操作，会有一定的损伤性，比如出血、感染等，所以在操作过程中医生会严格按照流程来进行操作。少数患者行腰穿后会出现一过性的头痛，这往往是腰穿后低颅压性头痛。一般情况会持续 1~2 天，长可达 1 周，头痛以额、枕部显著，也可以伴有颈部和后背部疼痛，严重者可伴有恶心、呕吐和耳鸣。所以腰穿后卧床休息、大量饮水都可以起到缓解该症状的作用。

 新型隐球菌是如何致病的？

 新型隐球菌性脑膜炎、脑炎和脑膜 – 脑炎系由新型隐球菌所致脑膜和脑部的一种重症炎性疾病。新型隐球菌分布广泛，主要存在于鸽子的粪便和被其传染的土壤中，以及被其污染的空气和微粒尘埃中。病菌多从呼吸道侵入人体可先在肺部形成病灶，然后经血流扩散至脑膜；病菌也可经消化道、皮肤、黏膜破口循血流侵入脑膜，而引起新型隐球菌性脑膜炎。当病菌损伤脑实质时则可引起脑炎，如脑膜和脑实质同时受损时则可引起脑膜 – 脑炎。

哪些人容易患上新型隐球菌脑膜炎？

新型隐球菌对中枢神经系统具有特殊的亲和力和致病力。半数以上的新型隐球菌性脑膜炎、脑炎和脑膜 – 脑炎发生于健康人群，养鸽者或与禽类接触较多和较密切者的感染率有明显增高。再有长期进行抗生素、激素和免疫抑制剂治疗、肿瘤放化疗，以及恶病质、艾滋病、吸毒者、严重营养不良及免疫功能和抗病能力低下者也常易得此病。

患上新型隐球菌脑膜炎后有哪些临床表现？

多数患者呈亚急性病程，少数患者可呈慢性起病。早期常出现低至中度发热，伴有头痛，持续性的胀痛不适，可有颈项强直等。如炎症引起颅内压力增高时，可出现头痛加剧，伴有恶心、呕吐和视神经盘水肿等症状。晚期可出现高热、剧烈头痛，甚至抽搐和呼吸、循环功能障碍。

当脑神经受到损伤时，可出现视力和听力下降（甚至失明和全聋）、眼肌麻痹、瞳孔散大、吞咽障碍、言语困难等症状。

当脑实质受损时，可出现嗜睡、烦躁不安、谵妄和智能障碍等精神症状，以及肢体瘫痪和偏身感觉减退或消失等症状，严重者可陷入昏迷状态。重症患者常因呼吸、循环功能衰竭而死亡。

新型隐球菌脑膜炎如何确诊？

通过脑脊液离心沉淀物进行墨汁染色检查，很容易找到新型隐球菌，而迅速获得确诊；部分通过脑脊液培养而获得确诊。还可以通过脑脊液隐球菌荚膜多糖抗原检测阳性而获得临床诊断依据。新型隐球菌性脑膜炎的临床症状有时与结核性脑膜炎极为相似，极少数情况同一患者，甚至可能同时患有这两种疾病，值得注意和鉴别。

脑膜炎会传染吗?

在社会生活中脑膜炎病常常被广大公众误解为严重传染病而造成一些担忧和恐惧,其实脑膜炎就是脑内感染性疾病的一个总称,因为人脑是一个相对密闭的腔隙,感染通常不易发生人与人之间的传播;所以,我们在具备一定医疗常识下去接触脑膜炎患者和日常生活时,是不必担心被传播和感染的。结核性脑膜炎的患者,部分可合并有肺结核,而其中部分开放性肺结核可以通过咳嗽呼吸道飞沫将结核分枝杆菌传播他人,而被感染后的人群是否也会发生结核病也不一定,可能与身体免疫力有关。也就是说,结核性脑膜炎本身不具有传染性。

感冒了会患脑膜炎吗?

普通感冒是不会患脑膜炎的。 脑膜炎,顾名思义是脑膜出现炎症,是由细菌、结核、真菌、病毒进入脑内,脑膜受到波及导致。流感病毒在罕见情况下可发生病毒性脑膜炎或脑炎;流感后可以导致机体免疫低下,易发生继发细菌、真菌感染,少数情况下可能发生脑膜炎。如果流感患者出现脑膜炎的症状(如发烧、脖子僵硬、低头困难、头痛、恶心、呕吐、烦躁不安、精神异常、行为异常等)时,应立即就医。

什么情况要特别警惕得了脑膜炎这样的疾病？

 通常情况下如果出现发烧、脖子变僵硬（颈强直）、低头困难、头痛、恶心、呕吐、烦躁不安、精神异常、行为异常时，我们要特别警惕是否得了脑膜炎这种疾病。

 什么是乙型脑炎？

 乙型脑炎也称流行性乙型脑炎（简称乙脑），病原体于 1934 年在日本发现，故名日本乙型脑炎。1939 年我国科学家分离到乙脑病毒，新中国成立后进行了大量调查研究工作，改名为流行性乙型脑炎。本病主要分布在亚洲远东和东南亚地区，经蚊传播，多见于夏秋季。临床上急起发病，有高热、意识障碍、惊厥、强直性痉挛和脑膜刺激征等，重型患者病后往往留有后遗症，属于血液传播的疾病。本病多见于7~9 三个月内，南方稍早、北方稍迟。10 岁以下儿童发病率最高。诊断标准：①疑似病例：在流行地区蚊虫叮咬季节出现发热、头痛、恶心、呕吐、嗜睡、颈抵抗、抽搐等。②确诊病例：a. 曾在疫区有蚊虫叮咬史。b. 高热、昏迷、肢体痉挛性瘫痪、脑膜刺激征及大脑锥体束受损（肌张力增强、巴宾斯基征阳性）。c.高热、昏迷、抽搐、狂躁，甚至由于呼吸衰竭、循环衰竭而死亡。d.病原学或血清学检查获阳性结果。③临床诊断 疑似病例加a和b或c项，并排除细菌性脑膜炎。乙脑患者应住院治疗，无特效抗病毒药物，以对症治疗为主，病室应有防蚊、降温设备，应密切观察病情，细心护理，防止并发症和后遗症，对提高疗效具有重要意义。

化脓性脑膜炎怎样治疗？

化脓性脑膜炎通常就是指细菌性脑膜炎，是有生命危险的疾病，应立即治疗，症状出现就应马上去急诊。化脓性脑膜炎的治疗主要是根据脑脊液涂片和培养找到细菌，及时治疗，争取减少后遗症的发生，通常在确定病菌之前使用广谱抗生素，若明确病菌则应选用敏感的抗菌药物，对症处理发烧，控制抽搐，减低脑内压力，减轻脑水肿等。对于肺炎链球菌脑膜炎患者在抗菌治疗的同时，还需使用地塞米松等激素减轻炎症反应，减少颅内炎症粘连，降低病死率。

化脓性脑膜炎如没有及时治疗会有什么
影响？会有后遗症吗？

化脓性脑膜炎如未及早有效应用抗生素治疗，
很快可致死亡；未规范治疗者可形成脑脓肿；部
分患者可遗留智力障碍、癫痫、脑积水（由于
脑膜粘连，脑脊液循环受阻导致）等。

结核性脑膜炎怎样治疗？

抗结核治疗按照早期、联合、适量、规律、全
程的原则。①抗结核治疗：异烟肼、利福平、
吡嗪酰胺、乙胺丁醇/链霉素是首选治疗结核
病的有效初始联合治疗方案。而近年来随着结
核杆菌耐药的不断出现，使结脑变得更加难治，
需要及时进行耐药检测确定诊断。②激素治疗：
常常用于脑内压力增高，减轻低烧、夜间出汗、
乏力等症状，消炎、减轻脑内水肿。③降低脑
内压力：脑内压力增高的患者可以选用 20% 甘
露醇、甘油果糖，同时及时补充丢失的水分。
④对症及全身支持治疗：注意维持营养和水的
平衡，保持呼吸道通畅，发烧者给予降温、预
防抽搐等。

结核性脑膜炎会有后遗症吗？

结核性脑膜炎患者经过积极治疗后，大多是可以治愈的。少部分患者会遗留有不同程度的后遗症，主要是对大脑的损伤，患者可能出现的后遗症，包括：认知障碍，智力减退，视力／听力障碍、言语障碍、癫痫、偏瘫、肢体活动不灵、肢体麻木及大小便困难等。

什么是脑膜刺激征？

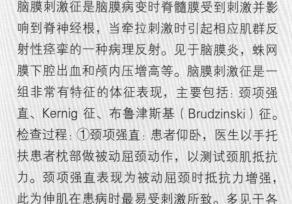

脑膜刺激征是脑膜病变时脊髓膜受到刺激并影响到脊神经根，当牵拉刺激时引起相应肌群反射性痉挛的一种病理反射。见于脑膜炎，蛛网膜下腔出血和颅内压增高等。脑膜刺激征是一组非常有特征的体征表现，主要包括：颈项强直、Kernig 征、布鲁津斯基（Brudzinski）征。检查过程：①颈项强直：患者仰卧，医生以手托扶患者枕部做被动屈颈动作，以测试颈肌抵抗力。颈项强直表现为被动屈颈时抵抗力增强，此为伸肌在患病时最易受刺激所致。多见于各种脑膜炎或脑膜刺激性病变，如蛛网膜下腔出血。还可见于颅内压增高、颅后窝病变、破伤风，及颈部疾患，如颈椎病、结核、外伤、畸形等。②抬腿试验：嘱患者仰卧，先将一侧髋关节屈成直角，再用手指抬高小腿，正常人可将膝关节伸达135度以上。阳性表现为伸膝受限，并伴有疼痛与屈肌痉挛。各种原因的脑膜炎、蛛网膜下腔出血、脑膜白血病、脑膜肿瘤、枕骨大孔疝等脊神经根受到刺激时可见阳性表现。③布鲁津斯基（Brudzinski）征：患者仰卧，下肢自然伸直，医生一手托患者枕部，一手置于患者胸前，然后使头部前屈；阳性表现为两侧膝关节和髋关节屈曲。需要注意的是，当患者有颈部椎体本身受伤或变形，腿、髋关节、膝关节本身损伤、畸形时，不适合进行脑膜刺激征检查。

脑膜刺激征阳性，可见于各种脑膜炎、蛛网膜下腔出血等疾病。当医生怀疑患者有神经系统疾病时，会进行体格检查，通过检查的表现，判断患者的脑膜刺激征是不是阳性，初步判断患者有没有相关病变。

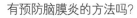有预防脑膜炎的方法吗?

目前的各种办法及药物都难以完全预防脑膜炎,但是可以减少患病风险。预防脑膜炎,你应该做到以下几点:第一,坚持体育锻炼;第二,保持良好生活习性;第三,避免大型集会及集体活动,比如在流脑的高发季节,应不去或少去通风不良的公共场所,不要携带儿童到公共场所尤其不要带儿童到拥挤的公共场所,必要时外出要戴口罩。搞好居室通风,并经常用过氧乙酸消毒;第四,养成个人良好的健康行为,勤晒衣被,不对着人咳嗽、打喷嚏、勤洗手;第五,平时多喝水,多吃新鲜蔬菜和水果;第六,疫苗注射,按规定时间开始接受流脑、乙脑等炎疫苗注射。

微信扫描二维码 ◀

听医学知识音频
添加阅读助手获取服务

PART 3

脑膜炎的治疗

058 | 细菌性脑膜炎的治疗

063 | 结核性脑膜炎的治疗

073 | 隐球菌脑膜炎的治疗

077 | 病毒性脑膜炎的治疗

081 | 关于治疗你可能会问医生的问题

087 | 关于脑室置管外引流你需要知道的一些问题

细菌性脑膜炎的治疗

　　细菌性脑膜炎是医疗急症，必须立即采取措施以确定具体病因并开始有效治疗。未经治疗的患者死亡率接近100%，即使给予最佳治疗，失败率仍很高。几乎所有患者（99%~100%）至少有以下经典三联征中的一项：发热、颈项强直和神志改变。

注意事项

　　治疗前须向医生如实提供详细病史、接触史，并完善检查，如头颅CT、腰椎穿刺、血培养。一旦诊断或疑似诊断细菌性脑膜炎时，应

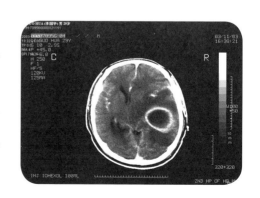

当立即使用抗生素治疗，必要时联合地塞米松治疗（如肺炎链球菌脑膜炎等）。

抗生素治疗

抗生素选择遵循三条基本要求：使用对感染微生物有效的杀菌药物，使用能进入脑脊液的药物，根据抗菌药物的特征设计合理方案。使用抗生素须遵循细菌药敏选择抗生素，但无法立即取得致病菌依据时，必须立即经验性选择抗生素药物，当取得药敏结果后再调整治疗方案。因血脑屏障可阻止大分子进入脑脊液，为在脑脊液中获得最大的药物浓度，治疗细菌性脑膜炎所应用的抗生素有特定的剂量推荐，某些情况要比治疗其他感染的剂量更高。

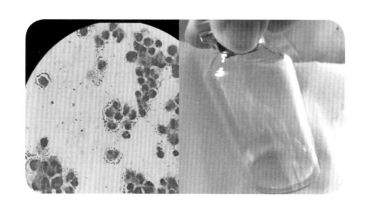

给药途径

所有患者都应当静脉给予抗生素，避免通过口服给予抗生素，因为其剂量及组织浓度往往达不到治疗要求。当病情危重且无腰椎穿刺禁忌证时，可选择脑脊液置换及鞘内注射抗生素，可以使抗生素更快进入脑脊液起到治疗作用。

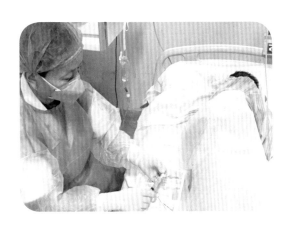

辅助性治疗

对于细菌性脑膜炎患者，特别是肺炎球菌脑膜炎患者，常常会出现永久性神经系统后遗症（如听力损失和局灶性神经功能障碍）。早期给予地塞米松作为辅助治疗可减少神经系统后遗症发生，同时可适当应用神经营养药物。

其他

在积极抗菌治疗的同时，液体管理、降低颅内压也是十分重要的支持治疗，重复腰椎穿刺观察脑脊液变化也是必要的。

在细菌性脑膜炎治疗中我们要知道人们以前十分关注流行性脑脊髓膜炎的问题，流行性脑脊髓膜炎是指脑膜炎双球菌引起的脑膜炎，其实就是常说的"流脑"。

流行性脑脊髓膜炎临床表现呈"三级跳"，也就是说如果没有得到及时的治疗，典型流脑的临床表现将上演"三级跳"的"拿手好戏"：

第一级 细菌侵犯 上呼吸道	早期侵入咽、喉、气道的黏膜组织，引发咽痒、喉痛、发烧、流涕、咳嗽等急症炎症表现，这时最易被误诊为伤风、感冒、上呼吸道感染，未被人充分重视
第二级 败血症期	细菌经呼吸道入血，并在血循环中大量繁殖，出现高热、头痛、全身不适、皮肤出血点、瘀斑，甚至虚脱、休克、肾上腺皮质功能衰竭等全身症状
第三级 侵犯脑髓	细菌进入颅脑和脊髓，在脑脊髓中生长繁殖，引起化脓性脑脊髓膜炎，出现头痛、呕吐、颈项强直、囟门膨出、视盘水肿、抽搐、惊厥、昏迷等一系列神经系统特殊症状，如不及时抢救，可在 24 小时内死亡

"早发现、早隔离、早治疗"是治疗流脑的关键。早期诊断流脑，应掌握以下几个要领：

流行季节：11 月至次年 5 月多发，3 月至 4 月为高峰

易感人群：以 14 岁以下尤其是 7 岁以下儿童发病率最高

核心症状：高热，自始至终不易退热

注意观察皮肤出血点及瘀斑

注意观察婴儿脑门膨隆

不要拒绝腰穿，它可提供一目了然的诊断

出现类似感冒症状者应及时到医院就诊。确诊后，可在临床医生指导下选择青霉素、头孢菌素等药进行抗菌治疗，并进行降体温、降颅压、纠正休克、注射激素、维护呼吸等对症治疗。

自从我国普及了儿童流脑疫苗预防接种以来，该类型的细菌性脑膜炎患者占比逐渐减少。

结核性脑膜炎的治疗

结核性脑膜炎的治疗原则是"早期用药、联合用药、适当剂量、规律用药、全程用药",只要患者临床症状、体征及实验室检查高度提示本病,即使抗酸染色阴性亦应立即开始抗结核治疗。

一般治疗

早期即应住院治疗,卧床休息,富含维生素和高蛋白饮食,病室要定时通风和消毒,保持室内空气新鲜。要注意眼鼻、口腔护理、翻身、防止压疮及坠积性肺炎的发生。

抗结核治疗

抗结核药物分为强化期和巩固期治疗,强化期多选用异烟肼（INH）+ 利福平（RFP）+ 吡嗪酰胺（PZA）+ 乙胺丁醇（EMB）或链霉素（SM）或 + 氟喹诺酮类（如左氧氟沙星、莫西沙星）等，常需持续 3 个月或以上的强化治疗，治疗过程中要观察毒副反应，尽可能避免毒副作用相同的药物联用，抗结核药物疗程一般为 12~18 个月。耐药患者需根据药敏结果进行个体化选择药物治疗。

常用抗结核药物患者须知

异烟肼　服药期间不可高脂肪饮食。如果胃部不适，请与食物一起服用或餐后服用。如果你（或你的孩子）服用的是悬浮液，不要把它放冰箱里。服药期间避免饮酒。不要在服用此药一小时内服用抗酸剂，如碳酸氢钠，碳酸钙、氧化镁、氢氧化铝（片剂或凝胶）、三硅酸镁等。如果服用抗癫痫药物，要告诉你的医生，如果你吃奶酪或鱼出现脸红、发汗或头痛，一定要告诉你的医生。询问医生你是否需要服用维生素 B_6。

如出现以下情况，立刻与医生联系：

持续几天食欲不佳

疲倦、无力

胃疼、恶心或呕吐

手脚麻木或有针刺感

视觉模糊、眼睛疼痛

皮肤或眼球黄染或深色尿

利福平　　本品的吸收可受食物影响，晨起饭前服用最佳。如果胃部感到不适，可与少量食物一起服用。服用此药期间，尿液、泪液和其他分泌物呈现橙褐色属正常现象。服药期间，隐形眼镜可能变色。因为很多药物都可能与此药发生作用，所以一定要告诉医生你所服用的药物。

如出现以下情况，立即与医生联系：

疲倦或食欲不佳

严重腹部不适

发热或寒战

吡嗪酰胺　　日照后可能引起皮疹，应限制日照时间。

如出现以下情况，请立即与医生联系：

皮疹、严重瘙痒或荨麻疹

关节疼痛或肿胀

乙胺丁醇　　每日 1 次顿服，如发生胃肠道刺激，可餐后服用。已知视神经炎患者、乙醇中毒者，<13 岁儿童禁用。

如出现以下情况，立即与医生联系：

视力模糊、眼痛、红绿色盲或视力减退

畏寒、关节肿痛（尤其大趾、踝、膝关节）

利福喷汀　　每周服用 2 次，应在空腹时（餐前 1 小时）用水送服。给予高脂和少量碳水化合物的早餐后服用本品可提高药效。不宜与咪康唑或酮康唑合用。服药期间泪、痰、汗、尿、大便可出现橙红色。

如出现以下情况，立即与医生联系：

头昏、失眠、皮疹

恶心或呕吐

非正常的出血或瘀伤

皮肤或眼球黄染

阿米卡星

如出现以下情况，立即与医生联系：

听力异常、头昏眼花或平衡问题

皮疹或眼部肿胀

呼吸困难

排尿减少

肌肉抽搐或无力

利奈唑胺　餐前或餐后均可服用。如胃部不适，可餐后服用。避免含酰胺类的食物和饮料：成熟干酪、风干肉、泡菜、酱油、啤酒、红酒。如果你正在服用抗感冒药物和缓解充血的药物、抗抑郁的药物，应告诉你的医生。

如出现以下情况，立刻与医生联系：

肢端疼痛、麻木、刺痛感或无力

黑便、柏油样便或严重腹泻

非正常的出血或瘀伤

疲倦和无力

头痛、头昏、失眠、皮疹及胃肠道反应

环丝氨酸　最好空腹服用，该药在酸性环境中杀菌力较强，服药后宜食用偏酸性的食物，如鱼、肉、蛋、鸡和酸梅、山楂、橄榄、果汁等。避免高脂肪食物。服药期间必须同时服用大剂

量维生素 B_6。

如出现以下情况，立即与医生联系：

癫痫、颤抖

说话困难、抑郁或有自我伤害想法、焦虑、意识错乱

健忘、性格改变

皮疹或麻疹、头痛

氯法齐明　为避免胃肠不适和促进吸收，应与食物同时服用。

此药物可能导致皮肤颜色改变和体液变粉红、变红或呈黑褐色。这些症状可在停药以后消失，但也可能保存很长时间。避免太阳照射和使用强防晒霜（油）。

如出现以下问题，立刻与医生联系：

血便、黑便或腹泻

皮肤或眼球黄染

严重恶心、呕吐、腹部疼痛、抽搐或烧灼感

抑郁或自杀倾向

非正常的出血或瘀伤

帕司烟肼　不宜与抗酸药同服，如碳酸氢钠、碳酸钙、氧化镁、氢氧化铝等，尤其是氢氧化铝。

如出现以下情况，立即与医生联系：

视物模糊，眼睛疼痛

手脚麻木或有针刺感

肾上腺皮质激素的应用

肾上腺皮质激素为抗结核药物的有效辅助治疗，一般在抗结核治疗前提下早期应用效果较好，可选用地塞米松或泼尼松，待病情好转后 2~4 周开始逐渐减量，总疗程 6~12 周。

患者须知：

使用激素药物时应定时定量，不要随意加减、停药，不规律撤减等

观察大便色、质、量，如有异常及时告知医生

饮食宜低钠（盐）、高钾、高蛋白

补充钙剂和维生素 D，防止骨质疏松

用保护胃黏膜的药物预防消化性溃疡及出血等不良反应

长期服用可引起库欣综合征（满月脸、水牛背、向心性肥胖），停药后可缓解

保持皮肤及口腔清洁、避免痤疮及口腔霉菌感染发生

对症治疗

脑压增高可使用甘露醇、人血清白蛋白。脑积水行侧脑室穿刺引流，还可行 Ommaya 囊置入术；慢性脑积水长期治疗无效者，可考虑行侧脑室分流术（V-P 分流术）。高热的处理有物理降温及药物降温。

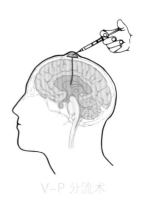

V-P 分流术

物理降温	前额冷敷
	冰敷：适宜的部位有颈部、腋下、腹股沟等处
	酒精擦浴：部位有肘窝、腋窝、腹股沟、腘窝
药物降温	安乃近滴鼻

因呕吐、入量不足、脑性低钠血症时应补足所需的水分和钠盐。

降颅压药患者须知：

长期大剂量使用时首选 PICC 置管给药，甘露醇和甘油果糖对静脉的损伤相当大，严重者药液外渗可引起局部组织的溃烂及坏死

如出现注射部位疼痛或肿胀，及时告知医务人员

甘露醇应快速静滴才能降低颅内压，如慢速则无明显组织脱水作用

甘油果糖静滴时不要随意调节滴速，过快可发生溶血及血尿，出现小便颜色变红应告知医务人员

疗效影响因素

治疗时机不当：结核性脑膜炎一定要早期治疗，只要不能排除结核性脑膜炎，就不能因临床表现不典型、脑脊液不典型而误诊，从而错失了治愈的最佳时机。据统计：第 1 周开始抗结核治疗，70% 缓解；第 2 周开始抗结核治疗，50% 缓解；超过 3 周才抗结核治疗，疗效极差，死亡率极高。

治疗措施不当：没有联合用药（多种药物同时使用），或疗程不足，均会影响疗效。

是否合理应用激素：对重症患者，早期短程应用一定量的激素，可以减轻渗出和脑水肿，必要时可以鞘内注射，以防止

并发症，但必须在抗结核前提前应用，疗程 6~8 周为宜。

是否及时处理并发症：尤其是脑积水、脑梗死、癫痫等。

有无混合感染。

有无其他部位结核灶：身体其他部位存在结核灶，使治疗更困难。

有无基础疾病：主要指三大类疾病，一是有基础代谢障碍，如糖尿病；二是免疫功能低下；三是有重大的慢性消耗性疾病，如肿瘤。

个体差异：个体对抗结核药物的敏感性不同，必然影响疗效。

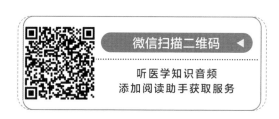

隐球菌脑膜炎的治疗

治疗药物

抗隐球菌治疗常用药物有两性霉素 B、两性霉素 B 脂质体、氟康唑、伏立康唑、伊曲康唑、泊沙康唑、氟胞嘧啶等。非艾滋病患者隐球菌脑膜炎治疗分为诱导期、巩固期。诱导期推荐首选低剂量两性霉素 B［0.5~0.7mg/（kg·d）］+ 氟胞嘧啶［100mg/（kg·d）］≥ 4 周，巩固期建议采用高剂量氟康唑（600~800mg/d）≥ 6 周。而艾滋病患者隐球菌脑膜炎治疗分诱导期、巩固期、维持期。诱导期、巩固期治疗同非艾滋病隐球菌脑膜炎患者，应维持期氟康唑（200mg/d）≥ 1 年。

常用抗真菌药物患者须知

两性霉素 B：

避光静滴，不宜过快，时间至少为 6 小时

静滴前 15 分钟，口服异丙嗪或吲哚美辛片减轻静滴过程中可能出现的寒战、高热反应

因长期使用及药物对血管的刺激，故首选 PICC 管静脉给药

不可与 0.9% 氯化钠溶液混合

如出现以下情况，立即与医生联系：

静滴过程中或静滴后发生寒战、高热、严重头痛、食物不振、恶心、呕吐

尿液呈淡洗肉水样或泡沫样

全身乏力、肢体瘫软，甚至呼吸困难、吞咽困难

恶心、呕吐、厌食、腹胀、便秘

皮疹

氟康唑　静滴不宜过快，最大滴注速度约 200mg/ 小时。口服用药，首次剂量加倍。

如出现以下情况，立即与医生联系：

严重恶心、呕吐、腹痛或腹泻

皮疹

氟胞嘧啶　口服吸收良好，与两性霉素 B 合用以增疗效。

如出现以下情况，立即与医生联系：

严重恶心、呕吐、厌食、腹痛、腹泻

皮疹

精神错乱、幻觉、头痛、头晕

颅内高压的处理

隐球菌脑膜炎危及生命最常见的并发症是颅内高压。严重颅内高压可致剧烈头痛、频繁呕吐、视力改变、听力下降、其他颅神经损害症状甚至意识障碍或死亡。因此，及时有效控制颅内压，改善临床症状，为抗真菌治疗的成功赢得足够的时

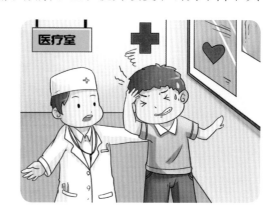

间，是降低早期病死率的关键。

隐球菌脑膜炎颅内高压的主要处理措施：

药物降压：常用的降颅内压药物包括 20% 甘露醇，甘油果糖，其他还有呋塞米、高渗氯化钠溶液等

反复腰椎穿刺引流脑脊液

置管持续外引流。置管引流术分为侧脑室穿刺引流及腰大池穿刺置管引流

经 Ommaya 囊植入引流

脑室 – 腹腔分流术

治疗疗程

隐球菌性脑膜炎疗程较长，具体体疗程判定宜个体化，结合患者临床症状、体征消失，脑脊液常规、生物化学检测恢复正常，脑脊液涂片、培养阴性，可考虑停药。

有免疫低下基础疾病患者、脑脊液隐球菌涂片持续阳性、隐球菌特异多糖荚膜抗原检测持续高滴度，以及颅脑 MRI 示脑实质有异常病灶者疗程均宜相应延长。疗程通常 10 周以上，长者可达 1~2 年以上，后期主要以口服氟康唑治疗。

病毒性脑膜炎的治疗

一般治疗

　　病毒性脑膜炎早期诊断早期治疗是治疗的关键，患者出现发热头痛症状，自行服药未见好转须及时就医，且生病期间应注意休息，避免劳累，饮食上以含高蛋白、高维生素、易消化食物为主；发热患者多饮温水，尽量使用温毛巾湿敷、温水擦浴等物理方式降温；体温大于38.5℃时使用药物降温，防止高热惊厥；神志障碍者，须行鼻饲饮食，维持水电解质平衡，勤翻身，防治压疮及坠积性肺炎的发生。抽搐患者注意防止跌倒意外及舌咬伤，加强陪护。精神异常者须加强陪护，防止意外发生。

药物治疗

引起病毒性脑膜炎的病毒种类繁多，可以分为 DNA 病毒和 RNA 病毒，DNA 病毒包括单纯疱疹病毒、水痘 – 带状疱疹病毒、巨细胞病毒、EB 病毒等；RNA 病毒包括乙型脑炎病毒、麻疹病毒、脊髓灰质炎病毒、风疹病毒等。病毒性脑膜炎根据病毒种类的不同选择不同的治疗，但临床实际工作中，病毒性脑膜炎鉴定病毒种类较烦琐，不易检出，临床工作中怀疑病毒性脑膜炎须及早使用药物，减少后遗症。其治疗药物包括抗病毒药物及免疫药物。抗疱疹病毒药物有阿昔洛韦、更昔洛韦，药物疗程 2~3 周。药物治疗过程可能出现一定的副作用，须抽血监测肝肾功能，注意血转氨酶及肌酐值；使用阿昔洛韦的部分患者还可能出现谵妄、皮疹、震颤等副作用。肝功能异常者可以出现易疲倦、厌食，严重者出现皮肤、巩膜变黄。陪护患者的家属应注意治疗过程中患者的饮食、精神状态，及时向医护人员反映，以便及早发现及早干预。免疫药物常用的是干扰素，此类药物不良反应有发热、疲劳、肌肉痛、头痛等流感样症状，其次有骨髓抑制，对肝肾功能影响较小，但少数可以出现转氨酶及肌酐升高，须检测血常规肝肾功能。对于部分症状重的患者，医师会推荐使用免疫球蛋白，又称丙种球蛋白，一般使用5天，此类药物费用高；部分患者还可以联合使用糖皮质激素治疗。总体来说，病毒性脑膜炎临床有效的抗病毒药物较少。

对症治疗

如患者表现为头痛加剧，意识障碍加深，颅压进行性升高。此时患者除了使用甘露醇此类脱水剂，临床上还可选择使用肾上腺皮质激素如地塞米松、甲泼尼龙。发作性癫痫患者可选择卡马西平、丙戊酸钠等抗癫痫药物对症处理。恶心呕吐患者可使用制酸护胃治疗，并适当补液以防止酸碱失衡。

中医治疗

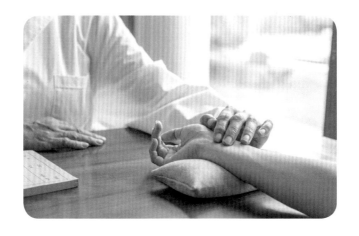

祖国传统医学对病毒性脑膜炎的治疗积累了丰富经验，根据温病辨证施治，成药安宫牛黄丸对退热镇静有奇效，西药治疗效果不理想的患者可联合尝试中医治疗。

后遗症

病毒性脑膜炎多为自限性疾病，大多数预后良好，但部分严重病例或治疗不及时者则预后不良，有一定的死亡率，部分可遗留智能障碍、瘫痪、癫痫发作等后遗症。因此早期发现、早期诊断、早期治疗是关键。

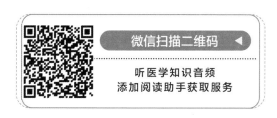

微信扫描二维码 ◀

听医学知识音频
添加阅读助手获取服务

关于治疗你可能会问医生的问题

 脑膜炎治疗后是否会复发，能否痊愈？

目前常见的脑膜炎根据发病时间可分为急性脑膜炎（化脓性细菌性脑膜炎和病毒性脑膜炎等）与慢性脑膜炎（结核性脑膜炎、隐球菌引起的脑膜炎、梅毒脑膜炎、布氏杆菌性脑膜炎等）。各种治疗的疗程均不一样，一般来说，急性脑膜炎往往治愈后复发概率低，而慢性脑膜炎治疗疗程长，如果患者依从性较差，则可能复发。因此要求患者规则治疗，按时复查，谨遵医嘱服药，则大多数可以治愈。

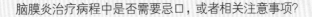 脑膜炎治疗病程中是否需要忌口，或者相关注意事项？

饮食上无特殊禁忌，讲究各类营养平衡即可，多补充优质蛋白质，尤其患有慢性脑膜炎（结核性；真菌性），慢性消耗性疾病本身就需要加强营养。

需要注意的事项：

①早期发现，早期治疗，脑膜炎是有生命危险的疾病，症状出现就应马上去急诊。

②治疗过程中，须积极配合医生，按医嘱出院，每种脑膜炎治疗疗程均不相同，慢性脑膜炎，如结核性脑膜炎平均住院时间为 45 天左右，隐球菌性脑膜炎平均住院时间为 90 天左右，住院过程中，切忌因症状缓解提前出院，均需复查影像及脑脊液检查达到出院指标，按医嘱出院。

③出院后均需复查，严格按照医生规定时间复查，慢性脑膜炎整体治疗疗程较长，如结核性脑膜炎平均疗程 1~2 年，患者有时往往因症状缓解，抗结核治疗时间长而不去医院复查，这样极易导致细菌耐药及复发，导致治疗失败。

④出院后如出现特殊不适，均须立即去医院就诊，慢性脑膜炎的治疗，药物治疗疗程长，药物毒副作用较大，比如出现恶心，呕吐，纳差等情况，须考虑肝功能损害；出现视物模糊，除了脑膜炎相关并发症须考虑药物引起视神经损害；出现少尿，血尿，双眼水肿，须考虑肾功能损害；出院后出现相关这些不良反应，须联系相关专科医师，必要时应立即至医院就诊。

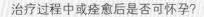 治疗过程中或痊愈后是否可怀孕？

患者在治疗过程中，是不能怀孕的，因为疾病本身未痊愈，怀孕本身会降低患者免疫能力，治疗过程中，相关药物易透过胎盘屏障对胎儿进行损伤；如果在治疗过程中，不慎怀孕，一般来说，胎儿12周内建议终止妊娠；如妊娠超过12周后，患者需要考虑以下因素：

是否愿意承担相关治疗可能对胎儿产生毒性伤害及诱发并发症的相关风险

是否愿意承担治疗过程中胎儿对患者造成影响导致病情加重的相关风险

痊愈后，患者需视脑炎后并发症大小，在医师指导下，选择是否怀孕；尤其是慢性脑膜炎，如结核性脑膜炎，停用抗结核治疗3个月后，待药物完全代谢后，根据脑炎并发症大小，在医师指导下，再选择是否怀孕。至于哺乳期患者，在接受治疗过程中不能哺乳。

脑膜炎治疗后其后遗症严重吗?

脑膜炎并发症大小及遗留后遗症的情况取决于就诊治疗时间及相关受损部位,一般来说脑膜炎并发症较小,多无后遗症;而脑膜脑炎常有脑实质损害,出现并发症和遗留后遗症的可能性较大,也与早期就诊和及时治疗关系很大。脑膜脑炎可发生以下后遗症:

脑积水	是由于脑膜粘连,脑脊液循环障碍所致
颅神经受损	如耳聋,视物障碍,斜视,面瘫等
脑梗死	脑膜炎后血管炎导致血管闭塞所致,易出现意识障碍及肢体瘫痪等

治疗过程中,可以结合病情进行积极相关辅助治疗。

西药治疗副作用大,是否可以吃中药治疗脑膜炎?

目前单纯中医治疗是无法治愈脑炎的,切勿偏听偏信,发病后须立即至正规医院就诊,及早明确诊断,给予积极药物治疗;至于治疗过程中,是否考虑合并辅助中医治疗,需请中医师与相关专科医师会诊后,共同协定治疗方案,避免药物相互作用产生不良反应。

脑膜炎治疗中为什么要多次做腰穿，是否对人体有伤害？

 患者治疗过程中，如果无相关腰穿禁忌证是必须行腰穿检查的，因为腰穿脑脊液检查及压力测定，对确诊疾病及病情严重程度评估是不可替代的，一般操作规范不会对人体造成损害。

 脑膜炎是否会传染？患者是否需要隔离？

 脑膜炎本身是不会传染的，因为感染的部位是在脑实质或者脑膜上，无法通过接触途径传染的，但结核性脑膜炎有时合并有肺结核，肺结核是属于法定传染病，痰涂片阳性的开放性肺结核可通过咳嗽飞沫经呼吸道传播疾病；一般来说待患者痰检转阴后，再次出院，这样传染性会降低，但患者在家需注意房间通风，勿随地吐痰，分泌物须特殊处理。

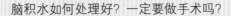

脑积水如何处理好？一定要做手术吗？

脑积水治疗分为两个阶段，即对因治疗阶段和对症治疗阶段。对因治疗须明确脑积水的原因，如果和脑炎有关，须积极治疗原发病，这是最关键的治疗。对症治疗，要明确脑积水的类型，核磁共振检查最为重要，可以明确区分是梗阻性脑积水或是交通性脑积水，判断梗阻部位在什么位置，可以帮助医生选择最佳的治疗方法。

对于交通性脑积水主要采取脑室或腰大池穿刺置管持续外引流术、Ommaya 囊管植入引流术。

对于梗阻性脑积水，最佳的治疗方法为采用神经内镜下造瘘术。神经内镜最早用于治疗脑积水，适合于行第三脑室底造瘘术（尤其是梗阻性脑积水是良好的手术适应证）。第三脑室底造瘘术只需在颅骨上钻小孔，将内镜置入侧脑室内，通过室间孔进入三脑室，使内镜器械、球囊导管在第三脑室底部开一个小口，使脑脊液能够从脑室通过瘘口流入蛛网膜下腔，从而缓解脑积水症状；应用神经内镜治疗脑积水的手术还包括导水管重建术、透明隔造瘘术等，适用于不对称脑积水和脑池内囊肿引起的继发性脑积水的分流术。这种方法是一种根治性方法，可以有效地避免手术带来的各种并发症，一旦成功患者将会终身受益；对于交通性脑积水或经脑室镜下脑积水无效的患者只能通过脑室腹腔分流术来解决脑积水。需要注意的是，第三脑室底造瘘和脑室腹腔分流术均不能用于脑脊液炎症病情未控制的脑膜炎脑积水患者的治疗。

关于脑室置管外引流你需要知道的事

Ommaya 囊置入外引流技术

什么是 Ommaya 囊管　Ommaya 囊管由一个埋在头皮下的扁平状储液器和一根插入侧脑室前角的引流管连接而成，根据不同病种的治疗目的，也可以置入囊性肿瘤的囊腔，以及四脑室、脑池和腰池。Ommaya 囊埋置于头皮下，肉眼可见一小圆形突起。表面压力增高时，圆形顶端局部头皮可见一弧形突起，需要及时通知医师。Ommaya 囊置入外引流时严格无菌操作，整个引流装置保持密闭，并在针头与引流袋连接处严格消毒，用无菌纱布包裹。

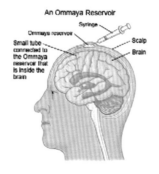
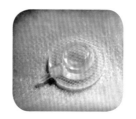

Ommaya装置入外引流的适应证

Ommaya装置入外引流的适应证

结核性脑膜炎、隐球菌性脑膜炎等各种中枢神经系统感染引起的慢性进展性脑积水

颅脑外伤术后合并脑积水

婴幼儿获得性脑积水

Ommaya装置入外引流的优点

传统脑室引流管放置时间一般不超过 7 天，暴露于外界，易于感染，Ommaya 囊管不与外界直接相通，穿刺针头细，不易感染

延长置管时间，同时减少了脑室开放时间，减少了感染概率，提高了疏通脑脊液循环通路的效率

留置 Ommaya 囊管，为长期随访患者、测颅内压、脑脊液取样提供了方便

减少了反复腰穿的痛苦以及并发症

Ommaya 囊管入外引流的缺点

引流管管径细，引流积血效率不如传统脑室引流快

价格较传统脑室引流管贵

置管后注意事项

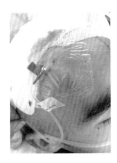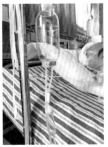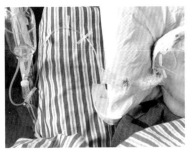

置管后要去枕平卧 6 小时

脑室外引流装置的最高点固定于距患者脑室额角水平 10~15cm

每日引流不超过 300mL 为宜，引流过多，可出现低颅压症状；引流过快，可诱发硬膜外或硬膜下血肿

不可随意调节集液袋的高度，如需起床或坐起，一定先关上螺旋夹或呼叫护士，再调整体位

翻身时应注意，勿使引流管扭曲、受压、脱落，如躁动患者则加以制动，防止牵拉及误拔引流管

持续引流，丢失了大量的蛋白质，要进食或鼻饲高蛋白，高纤维素、高热量的食物，补充所需的营养

预防感染。限制探视和减少人员流动；保持头皮针穿刺部位的清洁干燥，如敷料松动应及时呼叫医护人员；引流袋切忌随意提高致引流液逆流致颅内感染

保持大便通畅，如有便秘，应及时告知医护人员，切忌用力排便

当病情稳定后应及时配合康复训练，树立康复信心，早期肢体功能锻炼，对全瘫的肢体应做被动练习，轻瘫的肢体做主动运动

腰大池引流术

腰大池引流是通过腰大池置管持续体外引流蛛网膜下腔异常的脑脊液及稳定维持颅内压力在相对较低状态，同时辅以鞘内注射药物而达到治疗目的。具有疗效确切，操作简单安全，带管时间较长，且可动态观察脑脊液的特点。

主要治疗作用

持续释放血性或感染性脑脊液

降低颅内压力

监测颅内压力

适应证

蛛网膜下腔出血

脑室出血

颅内感染

优点

仅需穿刺一次，置管成功率高，创伤小

流速可控

引流量大

引流管放置时间长

通过引流管取脑脊液标本和经鞘内治疗方便

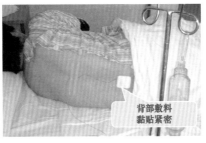

背部敷料
黏贴紧密

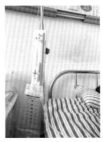

置管后要去枕平卧 6 小时

集液袋入口处高于脊髓平面 10~20cm（平躺以床沿为平面），不可随意调节集液袋的高度，如需起床或坐起，一定先关上螺旋夹或呼叫护士，再调整体位

严格控制引流的速度，避免引流过量，防止继发枕骨大孔疝、颅内出血、低颅压及气颅等

翻身时应注意，勿使引流管扭曲、受压、脱落

如躁动患者则加以制动防止牵拉及误拔引流管

腰大池持续体外引流，丢失了大量的蛋白质，要进食或鼻饲高蛋白、高纤维素、高热量的食物，补充所需的营养

预防感染：限制探视和减少人员流动；保持置管部位的敷料清洁干燥，如置管部位皮肤感发热肿胀或敷料松动应及时呼叫医护人员；引流袋切忌随意提高致引流液逆流致颅内感染

保持大便通畅，如有便秘，应及时告知医护人员，切忌用力排便

脑膜炎患者治疗为什么提倡置 PICC 输液导管

为什么使用 PICC 管

因脑膜炎住院时间长，需要长时间输液，且多使用对外周静脉损害较大的药物，如某些抗生素、甘露醇、TPN及酸碱度大、渗透压高的药物等，对血管刺激大。

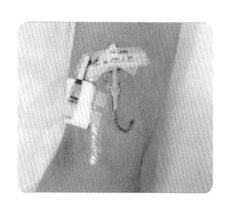

注意事项

不宜做如下活动：不做过度过频曲肘及剧烈运动，如行扩胸、伸懒腰、甩手运动及大力外展、大力负重；禁止游泳、打羽毛球、拖地、抱小孩、拄拐杖、举哑铃，或者用置管侧手臂支撑着起床，置管侧手臂不能测血压。睡觉时不要压迫置管侧肢体，避免血液回流；不要按摩或揉搓置管侧肢体

需穿袖子宽松的衣服，穿衣时先穿置管侧肢体，脱衣时先脱健侧肢体，后脱置管侧肢体

置管侧肢体可做握拳、旋腕、伸展等柔和的运动，每天行输液治疗时可随意摆放置管肢体，但避免压迫。每天多次行置管侧肢体的运动，每次 10 分钟。可适当做点家务活，如煮饭、洗碗、扫地、清洗内衣等，以促进血液循环

置管处贴膜松脱，潮湿，有渗血等时，应及时告知护士

当穿刺点及周围皮肤有皮疹，瘙痒，红肿，疼痛时应及时告知护士

常规置管后第二天换药，此后每周换药一次及更换输液接头，如穿刺点有渗血或输液接头有回血则需临时换药

注意保护外露的接头，防止导管损伤和将导管拉出体外

此导管不能用于 CT、磁共振检查时高压注射泵推注造影剂

携带 PICC 导管可以淋浴，但应避免盆浴、泡浴。淋浴前请您将置管部位用毛巾包裹好，再用保鲜膜重叠缠 2~3 圈，上下边缘多缠 3~5cm，注意保鲜膜应松紧适度。淋浴时需将置管手臂外展 90 度角，以保持置管处干燥。避免将外露导管浸入水中。沐浴后检查敷料有无浸水，如有浸水及时告诉护士

如出现如下症状，应立即告知护士：穿刺点有大量渗液、渗血、体温升高 >38℃，置管侧手臂或颈部肿胀、疼痛，导管周围出现红肿、疼痛、有分泌物，导管脱出、输液接头脱落，导管回血，体外导管破损或断裂，感觉气短或胸闷

PART 4

脑膜炎患者的饮食及护理

096　意识状态与饮食的关系

097　脑膜炎患者的护理常规

100　经鼻胃管进食家属须知

105　防误吸家属须知

111　经口进食家属须知

113　脑膜炎患者怎么吃

123　昏迷患者家属须知

意识状态与饮食的关系

脑膜炎患者多伴有意识障碍，当患者出现与家属无法正常沟通交流，昏睡（加重），不能按指令运动时，就是意识障碍的表现。

对于意识障碍的患者，为了保证患者营养需求，维持水、电解质平衡及药物应用，促进疾病恢复，医生会告知家属，患者需要留置鼻胃管进行鼻饲。鼻饲是鼻胃管由鼻孔插入，经由咽部，通过食管到达胃部，留置鼻胃管的目的是通过鼻胃管往胃里注入水和流质的营养物质，提供给患者必需的食物和营养。鼻胃管不会影响患者的呼吸。家属绝对不能在患者意识障碍的情况下给予经口喂食（水），这样很容易引起误吸。

脑膜炎患者的护理常规

病情观察

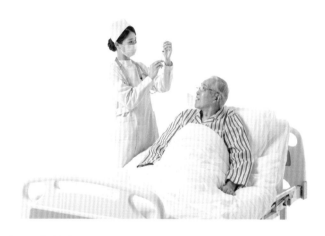

● 了解患者接触史，明确有无病毒感染史及有无精神异常。

● 观察患者头痛部位、频次，有无恶心、呕吐，呕吐物的性质，有无脑膜刺激征。

● 观察患者有无癫痫发作及其程度。持续时间。部位和频率。

● 观察患者生命体征（体温、脉搏、呼吸、血压）变化及瞳孔对光反射、患者的意识。

症状护理

● 患者出现剧烈头痛、呕吐，遵医嘱给脱水剂，脱水剂速度要快。

● 动态观察生命体征变化，如有异常及时报告医师。

● 如患者癫痫发作，遵医嘱及时给予镇静药，尽快控制发作。癫痫发作时，就地抢救，不要随意搬动患者，移除患者周边障碍物，解开患者领口衣扣，头部偏向一侧，避免口鼻分泌物堵塞气道，严禁用力按压患者四肢及躯干造成患者损伤。

● 精神异常的患者要注意安全，需要多个家属轮流照看，防患者走失、自伤或伤他人，加用床挡，必要时给予约束。

● 隐球菌脑膜炎的患者输注两性霉素 B 时，注意避光，静脉滴注速度要慢，防止输液反应及观察药物的不良反应。

● 心理护理：与患者交流，讲解有关知识，增强患者的信心和自理能力。

● 昏迷患者按照昏迷护理常规执行（详见 P123"昏迷患者家属须知"）。

一般护理

● 病室安静，空气新鲜，温度适宜，有防蚊措施，光线不宜过强，以免诱发惊厥。

● 饮食护理，保证入量，给予高热量、清淡、易消化的食物；不能进食者可给予鼻饲饮食。

● 保持口腔卫生，作好口腔护理。

● 注意皮肤护理，每日 2 次。四肢强直性痉挛。握拳者每天洗净擦干手心，手心可握纱布卷。

● 尿潴留患者，留置导尿期间，注意尿道口清洁。

● 眼部有分泌物的患者，需及时用生理盐水洗净，遵医嘱滴入眼药水。

● 作好恢复期患者护理，加强肢体康复锻炼。

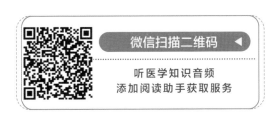

微信扫描二维码 ◀

听医学知识音频
添加阅读助手获取服务

经鼻胃管进食家属须知

传统鼻饲喂养法鼻饲每次量不超过 200mL，间隔时间 ≥ 2
小时。医生根据全天总量和患者的消化吸收情况合理分配，制
定间隔时间。经营养泵持续泵入营养液可减少胃内残留和误吸，
有利于血糖水平的控制。

鼻饲喂养前的准备

排痰

确定胃管的位置

抽吸胃内残留

抬高床头 30°~45°

鼻胃管插管时注意事项

鼻胃管插入的长度要合适，成人一般45~55cm。为了防止误吸的发生，护士会在常规置管长度的基础上延长胃管插入长度8~10cm。胃管上有刻度，护士会在胃管上注明插入的长度。每次鼻饲或持续营养泵喂养均需注意鼻胃管的刻度，家属若怀疑鼻胃管脱出，应及时通知医生或护士。此时鼻饲者应暂时停止，待确定鼻胃管在胃中方可进行鼻饲。鼻胃管外露部位须妥当安置，以免牵扯滑脱。意识不清或躁动不合作的，需预防鼻胃管被拉出，必要时可将患者双手做适当的约束保护。注意保持鼻胃管的通顺，鼻胃管不可打折。搬动或翻动患者时应防止鼻胃管脱出或打折。

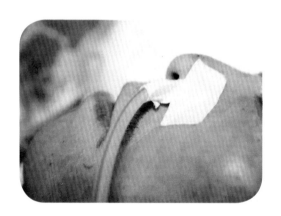

判定鼻胃管在胃内的 3 种方法：

用注射器回抽可从鼻胃管内抽出胃内容物

用注射器向鼻胃管内打气，用听诊器在胃部听到气过水声

将鼻胃管插入水中无气泡溢出

鼻胃管注食时的注意事项

判断胃内残留 确认鼻胃管的位置后，不着急立马注食，而是先用注射器抽吸胃管，看看胃内残留的液体量，判断患者的消化功能。如轻松回抽到了 50mL 的胃液，则不能注食，需延长 2 次注食的间隔时间，并告知医生，医生则会视情况为患者使用促进胃动力的药物。在确定没有腹胀、胃潴留症状后，再行鼻饲。

注意鼻饲液体的温度 鼻饲液体的适宜温度在 38~40℃，通常是家属把液体滴在自己的掌侧手腕上判断温度的适宜。持续营养泵喂养时鼻饲液温度应与室温相同。过热易烫伤胃壁黏膜，过凉易引起消化不良、腹泻。及时清理口、鼻腔分泌物。

控制前后冲管，注食速度不可过快过猛 鼻饲前先用

10mL温开水冲洗管道，冲洗时注意用力不可过猛。若有阻力不可硬冲，以免损伤胃壁。若抽不出胃液、冲洗阻力大，应及时告知医生及早处理。冲洗后再注入鼻饲液，速度切勿过快过猛，以免发生患者不适。若注食时患者出现咳嗽、呕吐、口唇发紫时，应立即暂停注食，头偏向一侧，给予拍背，并立即通知医生。

注食后，再次用10~20mL温开水冲洗管道，避免食物残渣堵塞胃管或食物残渣变质发酵引起患者胃肠道不适。

鼻饲后不能立即进行摇低床头、翻身拍背、吸痰等操作。

留置鼻胃管的注意事项

注意口腔清洁　护士需给予患者口腔护理。

密切观察胃液的颜色、性质　胃液颜色一般为墨绿色（混有胆汁）。若颜色为鲜红色，提示胃内有出血；若颜色为咖啡色，提示胃内有陈旧性血液。胃液出现颜色或性质的改变，应及时告知医生。

鼻饲食物有哪些

鼻饲的流质食物有牛奶、豆浆、鸡蛋羹、藕粉、葛粉、婴儿米粉、蛋白粉、浓肉汤、鸡汤、奶粉等及橘汁、西红柿汁等新鲜果汁、菜汁。也可将固体饭菜（去骨去刺）加菜汤用搅拌机打碎呈糊状。

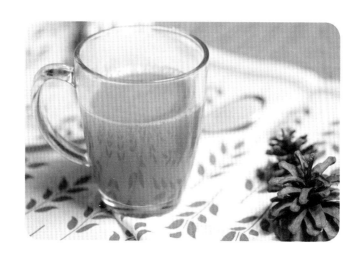

防误吸家属须知

正常吞咽的过程是复杂协调的神经肌肉运动过程，受大脑的支配，需口、咽、食物共同参与，其中任何一个部位出现功能障碍均可导致误吸。

神经系统多种疾病均可引起吞咽困难，张口反射下降，咳嗽反射减弱，吞咽反射差，进食时容易发生呛咳，且胃排空延迟，体位各种调节能力丧失，容易导致口咽部分泌物及胃内容物反流引起误吸造成肺部感染、气道阻塞、急性左心衰、急性呼吸衰竭、窒息，甚至危及患者生命。对此绝对不能小觑。

什么是误吸

误吸是指进食（非进食）时在吞咽过程中有数量不一的液体或固体食物（分泌物或血液）进入声门以下的气道，而不像正常食团随着吞咽动作顺利进入食管。

误吸有哪些类型

临床上根据患者发生误吸时是否存在咳嗽和呛咳症状，将其分为显性误吸和隐性误吸：

隐性误吸 不伴有咳嗽的误吸，误吸量少于 1mL，如夜间误吸入鼻咽分泌物。

显性误吸 伴有咳嗽的误吸，发生时患者首发症状为剧烈咳嗽，血氧下降，呼吸困难。重者可窒息死亡。

正常进食过程 食团——软腭咽部——软腭上升——封闭鼻咽通路声带内收——喉头升高——封闭咽与支气管通路——食管上括约肌舒张——食团被挤入食管——食管蠕动——食物入胃。

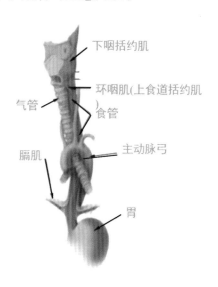

下咽括约肌

环咽肌(上食道括约肌)

气管

食管

膈肌

主动脉弓

胃

气管、食管和胃的结构

如何预防误吸

流行病学研究表明：包括隐性误吸在内，正常人睡眠中可能有 45% 的人发生误吸，有意识障碍者可高达 70%。老龄患者肺炎 70% 是由不伴有咳嗽反射的误吸，即隐性误吸。误吸导致老年人吸入性肺炎死亡率高达 40%~60%。

体位在预防误吸中有重要作用。资料显示，患者床头抬高角度不足 22.7°，其中 7.7% 为仰卧位，12.23%、9.83% 分别为左侧卧和右侧卧位，持续性后仰、平卧位或床头角度过低均会增加误吸的机会。

床头角度 30°~45° 的半卧位是减少反流的最佳体位。脑功能损伤患者应给予 20°~30° 的卧位，既可以促进脑血流，减少脑水肿发生，同时防止胃内容物反流、误吸。因此置入鼻胃管者，床头应常规摇高 30°~45°，即可防止误吸发生，又可利于颅内静脉血回流，减轻脑水肿。如行腰椎穿刺术后 4~6 小时内，让患者取侧卧位，以防误吸发生。

洼田饮水实验

对于有吞咽障碍的患者给予洼田饮水实验，判断患者的吞咽能力：

级别	评定标准
Ⅰ级	能不呛的 1 次饮下 30mL 温水
Ⅱ级	分 2 次以上，没有呛咳
Ⅲ级	能 1 次饮下，但有呛咳
Ⅳ级	分 2 次以上饮下，有呛咳
Ⅴ级	屡屡呛咳，不能全部咽

判定标准：

正常	Ⅰ级 5 秒之内
可疑	Ⅰ级 5 秒以上或Ⅱ级
异常	Ⅲ Ⅳ Ⅴ级

误吸分度表

级别	评定标准
Ⅰ级	偶有误吸,无并发症
Ⅱ级	对液体有误吸,但对自身的分泌物或进食时能控制,临床上无肺部炎症或慢性缺氧症状
Ⅲ级	经口进食的流质或固体食物时均有误吸,间歇性发生肺部炎症或缺氧症状
Ⅳ级	对液体、固体食物或口腔、咽腔分泌物均有严重危及生命的误吸,并有慢性肺炎或低氧血症

疗效判断标准

治愈	吞咽障碍消失,饮水实验评定1级
有效	吞咽障碍明显改善,饮水实验评定2级
无效	吞咽障碍改善不显著,饮水实验评定3级以上

饮食护理

所选择的食物应避免黏性、干燥和难以咀嚼或容易分散的食物。强调定时定量,多吃蔬菜、水果,进食高营养、高维生素、富含纤维素的食物。要让患者掌握用鼻调节呼吸,以免用口呼吸吸进食物渣而引起呛咳，减少发生呛咳的概率。进食时不宜交流，进食后不宜立即刺激咽喉部，如进行口腔护理、口腔检查、吸痰等操作，以免引起恶心而致误吸。

误吸后的处理

误吸发生，头偏向一侧，给予叩背吸痰，保持气道畅，高流量吸氧

监测生命体征、血氧饱和度，如出现血氧下降、严重发绀、意识障碍及呼吸频率、深度异常

出现低氧血症，立即给予一级供氧，给予气管插管、气道吸引、心肺复苏等措施，必要时应用呼吸机

开放静脉通路，备好抢救仪器与物品，做好记录

评估患者状态：意识、吞咽、胃内残留、卧位

评估病因诱因：麻醉、颅内高压、消化道出血、吞咽功能障碍

经口进食家属须知

对于清醒患者，应鼓励及协助其自主进食。自主进食比喂食更为安全。患者进食应在安静的状态下缓慢进行，精力集中，不要与人谈话及思索与进食无关的问题。对于刚睡醒的患者，应给予适当的刺激，使其在良好的觉醒状态下进餐。

保持进食体位：躯干保持90°，颈部保持中立轻度前屈。不能保持体位的患者可应用体位枕。对于辅助下不能保持坐位者应保证上胸部抬高大于30°再给予喂食。

喂饭技巧：喂饭时家属态度要和蔼亲切，不急不躁；每勺饭量适当；减慢喂食速度，每次一勺，保证吞咽完成后再给予；动作要轻。

鼓励患者使用宽口杯或改造杯口杯饮水，以防止患者饮水时颈部后仰，这样更易引起误吸。

在进餐后 30 分钟内应观察患者有无窒息、咳嗽、音质改变等吞咽障碍征象。每餐之后进行口腔护理去除口腔食物残渣。将食物放在口腔较为有力的一侧；固体和液体食物不要混合给予。

对一些口唇不能紧闭，颊肌收缩无力的患者，家属应将调拌后的食物直接放入舌根附近，等待咽下反射。鼓励老人进食时要细嚼慢咽，出现恶心、呕吐反应时要暂停进食。面瘫患者健侧进食。

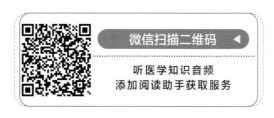

微信扫描二维码 ◀

听医学知识音频
添加阅读助手获取服务

脑膜炎患者怎么吃

结核性脑膜炎患者怎么吃

饮食调养原则：

供给充足热量，供给优质足量蛋白，补充含钙的食物，促进钙化。如鱼类、蛋类、乳品、老母鸡、鸭、鹅肉、瘦猪牛羊肉、面粉、豆类、豆制品等

供给丰富的维生素，以减少抗结核药物的副作用及帮助钙的吸收，帮助机体恢复健康

适量补充矿物质和水分，如蛋黄、动物肝脏、肾脏、芝麻、坚果

注意饮食调配，做到食物多样化，荤素搭配，还应色、香、味俱全，以刺激食欲，增加饮食量

由于结核患者脾胃虚弱，消化吸收能力低下，故饮食的选择宜清淡而忌过于甘肥油腻

凡辛辣生痰助火的如葱、韭、洋葱、辣椒、胡椒、花椒、姜、八角及油煎和干烧等品均应不吃或少吃。饮食烹调也要注意方法，一般以蒸、煮、炖、氽等为佳，而煎、炸、爆、烩、炙、炒等法均不宜

戒烟戒酒

结核患者特别是服异烟肼、利福平等抗结核病药物时，一些食物常会引起食物中毒或食物过敏，常见不宜食用的食物有：

茄子	容易造成食物过敏。如颜面潮红、皮肤瘙痒、烦躁、全身红斑、胸闷等过敏反应。轻者可服抗过敏药物治疗，并在一段时间内不再吃茄子及其他同类食物；严重者应请医生抢救治疗
牛奶	口服利福平同时进食牛奶，一小时后药物吸收甚少。而空腹服用利福平后一小时，血中药物浓度就可达到高峰。故服用利福平期间，切勿喝牛奶、豆浆、米汤、酒、茶等，以防降低人体对药物的吸收作用。服用异烟肼不宜同食乳糖及含糖的食物，如奶及奶制品，因为乳糖能完全阻碍人体对异烟肼的吸收，使之不能发挥药效
菠菜	不宜多吃。原因是菠菜富含草酸。极易与钙结合生成不溶性草酸钙，使钙不能被人体吸收，造成人体缺钙，从而延缓病体痊愈进度。因此，应少吃或不吃菠菜。若非吃不可的话，可先将菠菜在热水里焯一下，使部分草酸溶于水，然后再捞出食用，这样人体就可减少一些对草酸的摄入了

某些鱼类	能引起过敏的鱼类一般为无鳞类和不新鲜的海鱼、淡水鱼。无鳞鱼类有金枪鱼、鲐鲅鱼、马条鱼、竹荚鱼、鱿鱼、沙丁鱼等；不新鲜的海鱼如带鱼、黄花鱼等；淡水鱼如鲤鱼等。在用异烟肼治疗结核病过程中，食用这些鱼类易产生过敏症状，轻者头痛、头晕、恶心、皮肤潮红、结膜轻度充血，重者颜面潮红、有灼热感、心悸、脉快、恶心、呕吐、腹痛、腹泻、呼吸困难、血压升高，甚至发生高血压危象和脑出血。不但在服用异烟肼期间不能吃含组织胺高的鱼类，而且停药2周后，也要禁食这些鱼类。食用其他鱼类在烹调时加入适量山楂，然后清蒸或红烧，或加一些醋，可降低组织胺含量。发生中毒反应后，应迅速送往医院抢救
菠萝	菠萝中含有蛋白水解酶，如有肺部病灶患者则可以使肺部病灶的纤维组织溶解，进而使病灶扩散而吐血
海货	因为抗结核药有增高血尿酸的副作用，而海货会加剧生成高尿酸作用，尿酸长期过高会损害肾脏
其他	结核患者还应忌吃茴香、丁香、生姜、荔枝、龙眼肉、羊肉、鹿肉、海马、麻雀肉、公鸡、韭菜以及烟酒等

隐球菌脑膜炎患者怎么吃

饮食适宜　宜低脂肪、高纤维、高维生素、高蛋白饮食，有利于机体恢复。如各类水果、鱼类、蛋类、乳品、瘦猪牛羊肉、豆类、豆制品等。

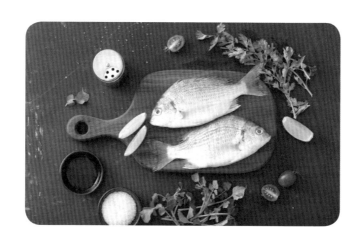

饮食禁忌　忌食含糖高的食物，忌辛辣刺激性食物，忌含防腐剂的食物（如香肠、腊肉、火腿、热狗以及腌熏、冷冻食品和罐头食品等），忌高盐饮食（如咸肉、咸鱼、咸菜、腌制品等）。

脑膜炎合并糖尿病患者饮食原则

饮食原则

控制总能量

均衡营养、粗细搭配。

少量多餐、一日 3~6 餐，定时定量进餐

高纤维膳食，帮助减肥和通便

饮食清淡，低脂少油，少糖少盐

戒烟限酒

简单饮食 "1234567"

每天 1 袋牛奶（无糖、低脂）

每天 200~250g 碳水化合物（谷类、薯类），宜多选粗杂粮（如荞麦、燕麦片、玉米面等）

每天 3 个单位优质蛋白（1 单位优质蛋白 = 猪肉 50g 或鱼 100g 或鸡蛋 1 个）

每天 4 钱油（25~30g，2 汤匙）

每天 500g 蔬菜

每天不超过 6g 盐（一啤酒瓶盖）

每天 7 杯水（200~250ml/ 杯）

总结四句话：有粗有细、不甜不咸、少吃多餐、七八分饱。

脑膜炎合并糖尿病患者如何吃水果

食用水果的前提条件

血糖控制比较理想

病情稳定，不经常出现高血糖或低血糖的情况

空腹血糖 <7.0mmol/L，餐后血糖 <10.0mmol/L，糖化血红蛋白 <7.5%

食用水果的最佳时间　两正餐之间（如上午 10 点，下午 3 点），作为加餐食用。忌餐前或餐后立即吃水果。

食用水果的注意事项

应将水果热量计入每日总热能内，并减去相应主食热量。一般每天可食用的水果为 200g 左右

如有条件可在吃水果前后进行血糖监测，逐渐挑选出最适合自己的水果种类和食用量

哪些水果适宜食用

分类	含糖量 （每100g 水果）	水果种类	热量 （每100g 水果）
适量 食用	<10g	猕猴桃、鸭梨、青瓜、柠檬、李子、草莓、琵琶、西瓜、苹果、柚子，西红柿等	20~40 千卡
谨慎 食用	11~20g	桃、杏、香蕉、山楂、鲜枣、海棠、荔枝、芒果、甜瓜、橘子等	50~90 千卡
不宜 食用	>20g	干枣、红枣、红果、蜜枣、柿饼、葡萄干、杏干、桂圆、果脯等	100 千卡

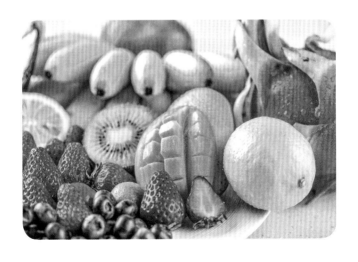

脑膜炎合并糖尿病患者怎么吃蔬菜

多吃含热量最低的蔬菜　约 500g（生重 1 斤）产生 90kcal 的热量为含热量最低的蔬菜，包括：

瓜果类	西红柿、黄瓜、苦瓜、西葫芦、冬瓜等
叶类菜	白菜、青菜、竹笋、大头菜、青菜、菠菜、韭菜、油菜、菜花、茼蒿、芥蓝菜等
海菜类	新鲜海带、海苔等
块根类	茄子、莴笋、豆芽、秋葵等
野菜类	苦菜、马齿苋、芥菜等

适量吃含热量低的蔬菜　约 350g（生重 7 两）产生 90kcal 的热量为含热量低的蔬菜，包括白萝卜、青椒、茭白、南瓜、西蓝花、豆苗、丝瓜等。

控制摄入含热量较高的蔬菜　约 200g（生重 4 两）产生 90kcal 的热量为含热量较高的蔬菜，包括豆角、扁豆、四季豆、荷兰豆、淮山、荸荠、藕、洋葱、蒜苗、胡萝卜等。

严格控制摄入量含热量高的蔬菜　70~100g 产生 90kcal 的热量为含热量高的蔬菜，包括土豆、百合、芋头、鲜豌豆、毛豆等。

脑膜炎合并糖尿病患者饮食注意事项

注意油类摄入	富含饱和脂肪酸的猪油、牛油、羊油、奶油、黄油等少用，最好不用。可用植物油代替部分动物油，如山茶籽油、橄榄油、玉米油、调和油。花生、核桃、芝麻、瓜子中含脂肪也相当多，尽量不吃或少吃，减少油类摄入
控制胆固醇摄入	蛋黄和动物内脏（如：肝、脑、肾、鱼子等）含胆固醇相当高，应尽量少用或不用
不喝纯的白稀饭	应加入粗粮、豆类和蔬菜，熬粥时间不宜过长、过糊
饮汤清淡为主	汤类以清淡菜汤为主，如西红柿蛋汤、菠菜汤、萝卜汤、冬瓜汤等含热量低的蔬菜汤为主，少喝羊肉汤、鸡汤、骨头汤等油腻的汤，汤冷后，将最上层的油脂捞除。不喝炒菜的汤和火锅汤
注意进食顺序	先喝水，再喝汤，再吃菜，再吃肉，再吃饭
注意盐和蛋白质的摄入	对合并肾功能不全的糖友，除控制总热量外，应根据病情注意少盐、无盐或少钠及蛋白质的摄入量，蛋白质供给不宜过高，并且忌食豆制品。对于尿毒症应低蛋白饮食，蛋白质每天在 30g 左右，主食以麦淀粉代替米、面，蛋白质供给首选优质蛋白（如牛奶、鸡蛋、瘦肉等）

选择合适的 烹饪方式	尽量选择不用油或油很少的烹饪方式，如炖、煮、煲、清蒸、烩、凉拌、氽。不用炸、煎、过油红烧
避免 外出用餐	外出用餐通常用油量大，如无法避免，吃菜前用热水涮涮，可防止摄入过多的脂肪
注意 食物分量	快速确定食物分量的小贴士：每天的肉类食物摄入量相当于一副扑克牌大小，每天吃一个网球大小的苹果或梨或其他水果，每天吃拳头大小的土豆或红薯，同时应减去相应的主食，用标准碗盛米饭，每次2两
预防低血糖	晚9时血糖 ≤ 5.6mmol/L 时，可吃无糖酸奶一杯，避免夜间发生低血糖
	如出现出汗、饥饿、心慌、颤抖、头晕、面色苍白等症状时，这是出现低血糖，应立即进食含糖食物

一旦被诊断为糖尿病，应该在控制饮食基础上，积极配合医生进行药物治疗和运动治疗。

昏迷患者家属须知

昏迷是由多种病因所致的一个临床症状，是脑功能发生高度抑制的病理状态，是最严重的意识障碍。表现为意识完全丧失，对外界刺激无意识反应，随意运动消失，生理反射减弱或消失，生命体征异常。

当患者出现昏迷时，家属请保持自身冷静并配合医护人员。

呼吸道的护理

● 无论取何种体位，面部需转向一侧，以利于呼吸道分泌物的引流，防分泌物堵塞气道引起患者窒息。

● 如有活动性假牙应全部取出。

● 医生会按病情给患者吸氧、当患者有痰或口中有分泌物、呕吐物时，会给予吸痰，每次为患者翻身变换体位时，轻叩患者背部，以防肺炎的发生。方法：五指并拢，手背隆起手指关节微曲，呈 120 度，指腹与大小鱼际肌着落，利用腕关节用力，由下至上，由两侧到中央，有节律地叩击患者背部持续 5~10 分钟，手掌根部离开胸壁 3~5cm，手指尖部离开胸壁 10~15cm 为宜。叩击时发出空而深的"啪啪"声响，则表明手法正确。频次要快，100~200 次/分。一天应拍 3~5 次左右。从物理学角度来看，频率越快，放在弹性表面的物体更容易跌落。如果频率太慢，对于排痰是没有效果的。

皮肤护理

● 睡气垫床，勤翻身，每 2 小时一次，如局部皮肤受压发红加强翻身频率。保持皮肤的清洁和干燥，减少局部皮肤的受压和尿液的浸泡，翻身时切忌在床上拖拉患者。

● 大便失禁时作好肛门及会阴部清洁，在护士指导下涂抹皮肤保护剂。

● 定期更换床单及衣裤，被服及衬垫物需柔软干燥、平整，保持床单平整、清洁、干燥。

● 昏迷的患者机体抵抗力较低，要注意给患者保暖，防止受凉。但禁止使用热水袋或电热毯等加热装置，以防烫伤。

预防泌尿系统感染

对尿失禁患者应勤换尿垫，及时将会阴部擦洗干净，预防泌尿系统感染及压力性损伤的发生。

尿失禁患者留置导尿管时，每日用碘附棉球消毒尿道口

帮助患者翻身时不可将尿袋抬至高于患者卧位水平，以免尿液倒流

保持尿管引流通畅，避免扭曲折叠，妥善固定，防止导管脱出

注意观察尿液的颜色和量

加强膀胱肌功能锻炼，定时开放尿管

意识清醒后及时撤掉导尿管并诱导患者自行排尿

营养支持

● 昏迷患者应鼻饲流质饮食，医生会根据病情给予静脉输液及输入高营养液维持营养。

● 鼻饲护理（见 P100 "经鼻胃管进食家属须知"）。

口腔护理

昏迷患者吞咽反射减弱或消失，口腔分泌物集聚，易引起细菌及真菌感染，医生会根据病情给予口腔护理，每日 2 次。

口唇干裂者可涂液状石蜡或润唇膏，口腔黏膜破溃者喷涂锡类散或西瓜霜，如患者张口呼吸应将沾有温水的薄层纱布盖在口鼻上，防止气道干燥。

发热护理

体温监测
物理降温：体温 < 38.5℃，给予物理降温，常用方法有降温贴、冰袋、温水擦浴、酒精擦浴（酒精过敏者禁用、老人及儿童慎用）等
药物降温：体温 ≥ 38.5℃，遵医嘱给予药物降温，半小时后复测体温
做好皮肤护理，补充营养及水分

管道护理

翻身时妥善固定各导管，防止管道滑脱。

预防结膜角膜炎

对眼睛不能闭合者，可给患者涂用抗生素眼膏并加盖油纱布。

防止坠床和跌伤

拉起床档，必要时使用约束带。

PART 5

脑膜炎的愈后及康复

128　脑膜炎愈后

130　脑膜炎与愈后相关的因素

131　脑膜炎愈后应注意什么

133　脑膜炎康复训练的原则和主要内容

139　脑膜炎患者如何进行感知认知训练

142　脑膜炎患者如何进行构音障碍康复治疗

145　脑膜炎患者如何进行吞咽障碍康复治疗

脑膜炎愈后

脑膜炎的出现，让很多人恐惧和惊慌，因为我们都知道脑膜炎如果治疗不好，会产生严重的后遗症，再加上不注重康复训练，有些患者甚至会失去生活自理的能力，这对于患者和家庭来讲，都是一种灾难，所以下面我们来关注一下，脑膜炎后遗症的一些治疗方法，希望每个人都重视这些常识的认知。

病毒性脑膜炎的病程多在 2 周以内，一般不超过 3 周。经过有效治疗，死亡率下降，但功能障碍的发生率开始增加，随着早期康复的介入、恢复期接受规范的康复治疗，功能障碍的发生率才会降低。

化脓性脑膜炎病情严重或治疗不及时、不彻底者易发生各种并发症及功能障碍，如硬膜下积液、脑积水、脑脓肿、继发性癫痫及脑实质损害所致的脑神经麻痹、失明、肢体瘫痪及智能减退等。

随着结核性脑膜炎诊断方法的改进及化疗方案的发展和不断完善，该病预后大为改观。经过早期合理治疗，完全可以治愈。若诊断不及时，治疗不合理，或患儿年龄太小、病变太严重等，仍有较高（15%~36%）的病死率，

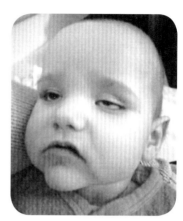

小儿脑膜炎脑瘫患者

即使治愈往往也会遗留肢体瘫痪、失语和智力低下等严重后遗症。

新型隐球菌性脑膜炎仍有较高的死亡率。早期被误诊、用药剂量或疗程不足、合并多种基础疾病、脑脊液压力过高、应用激素或抗生素时间过长的患者预后差。会遗留脑神经瘫痪、肢体瘫痪、脑积水等后遗症。

多数脑炎、脑膜炎患者预后良好，但少数患者即使经过及时的临床治疗、康复治疗，仍会遗留一定的后遗症。

脑膜炎与愈后相关的因素

　　脑膜炎患者其预后与病理损害的性质、程度、范围、大小，康复治疗护理是否介入以及介入的早晚，并发症的多少以及严重程度；家庭的支持等众多因素有关。随着医学科学技术的发展，脑炎脑膜炎患者多数预后良好，但也有少数患者尽管有及时的临床治疗、康复和良好的家庭支持，仍遗留一定的后遗症。因此，加强脑膜炎早期诊断、早期治疗、早期康复及对患者和患者家庭进行充分健康教育对减少脑炎脑膜炎所致功能残疾的发生、发展有重要意义。

脑膜炎愈后应注意什么

脑膜炎治愈以后也需要注意很多问题，需要在生活上注意很多禁忌，比如精神方面不能受到刺激，或者是给自己很大的压力，尽量保持情绪平和，避免较大的情绪波动。不要过于疲劳，睡眠要充足，特别注意不要让自己感冒。在饮食方面也应该要有良好的时间规律和饮食习惯，食物应富于营养而又容易消化，饮食上不能重口味，主要以清淡为主。要吃得合理，多吃含碱的食物，碱性的食物是对大脑有帮助的。还应该多吃含维生素的食物。

患者除了注意饮食问题以外，在后期治愈过程中，患者还应该多加强体育锻炼，而且应该是慢慢地增加自己的活动范围和活动次数，不能一下子做很剧烈的运动。

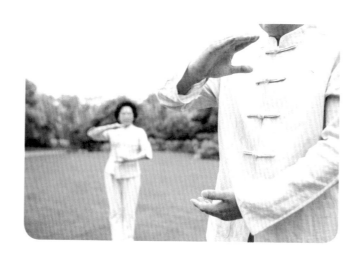

　　如果出现发热伴头痛，精神萎靡，急性咽炎，皮肤、口腔黏膜出血等症状时，就要快点去看医生，去正规医院做系统检查，预防复发的可能。不要常去人群拥挤的地方，外出的时候最好配戴口罩。

脑膜炎康复训练的原则和主要内容

脑膜炎康复治疗原则

早期采取有效措施消除局部的炎症、水肿，减少脑神经的进一步受损，改善脑局部的血液循环，促进脑部神经功能的改善和恢复，同时注意防止各种不动或制动所引起的并发症。

恢复期应综合使用物理（主要是运动）治疗、作业治疗、言语治疗、心理行为治疗、康复医学工程等，以促进患者功能得到最大程度的恢复，提高日常生活活动能力和生活质量，争取让患者重返社会。

脑膜炎早期与昏迷期康复治疗的主要内容

保持合理肢位

定时改变体位

被动活动关节

重视营养支持

氧疗

脑膜炎急性期康复治疗的主要内容

发病后数日，应以临床抢救为主.康复措施应早期介入，但以不影响临床抢救为前提，如果患者病情稳定，可尽早开始康复治疗，目的主要是预防并发症和继发性损害，同时为下一步功能训练做准备。

预防并发症	包括预防压疮、呼吸道感染、泌尿系感染及深部静脉炎等。
预防关节挛缩、变形	家属应采取肢体按摩与被动运动。

脑膜炎后期康复治疗的主要内容

脑膜炎后期康复治疗的内容主要为运动障碍的康复治疗。

运动训练大体按照运动发育的顺序和不同姿势反射水平进行，通俗来说就是按照婴儿运动发展期的顺序：翻身→坐→坐位平衡→双膝立位平衡→单膝立位平衡→坐到站→站立平衡→

步行。大多数患者可跨越膝立位和跪行的阶段，由坐位直接转换到站位，但对躯干肌、臀肌力量太差的患者仍需训练跪立位和跪行，至于从哪个阶段开始训练要根据患者病情决定。

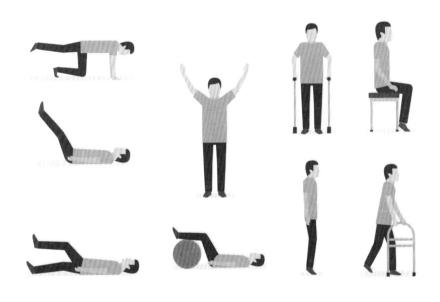

床上训练	应尽早进行，包括翻身和上下左右移动身躯等体位变换，上肢活动，下肢活动以及洗漱、进餐、使用便器等日常生活活动训练
坐起训练	应尽早进行，先从半坐位（30°~45°）开始，逐渐加大角度，延长时间和增加次数；从仰卧位到床边坐位，最后坐到椅子或轮椅上，进行坐位平衡训练

从坐到站起训练	双脚后移,躯干前倾,双膝前移然后髋、膝伸展而站起。坐下时,躯干前倾,膝前移及髋、膝屈曲而坐下
站立及站立平衡训练	先作站立的准备活动,如坐位提腿踏步,患侧下肢或双下肢蹬圆木训练以增强肌力;起立床训练,逐渐增大角度,然后逐步进入扶持站立,平行杠间站立及徒手站立;最后进行站立平衡训练
步行训练	步行前准备活动:如扶持立位下患腿前后摆动,踏步、屈膝、伸髋训练,患腿负重等;扶持步行或平行杠内步行,然后扶杖步行,最后徒手步行
改善步态的训练	重点纠正划圈步态,上下台阶训练。开始时要按"健腿先上,患腿先下"的原则,待安全可靠后再任其自然
复杂步行训练	如高抬腿步,绕圈走,转换方向,越过障碍走,各种速度和节律的步行以及训练步行耐久力,增强下肢力量,训练步行中的稳定性及协调性
上肢及手功能训练	上肢和手的功能对于生活自理和劳动至关重要。需进行强化训练:肩关节和肩带的活动,如仰卧位上举手臂,用手摸前额,摸枕头;坐位直臂前举、外展、后伸及上举。肘关节的活动,如肘关节屈伸,前臂旋前旋后;腕关节屈伸及桡、尺侧偏移,尤其要多做与功能密切相关的背伸和侧偏移的活动。掌指间关节各方向的活动以及对掌、对指、抓拳、松拳等

当肌张力异常增高或发生肢体挛缩时,产生对下述功能不利。

妨碍肢体运动;发生肢体挛缩
妨碍合适体位摆放和进行卫生处理;在强力肌痉挛时发生自伤

在进行关节活动和肌痉挛时特别痛苦

痉挛明显，用于缓解痉挛所采用的康复治疗时间远远超过用于改善功能的时间

　　此时医生会考虑针对肌张力过高和部分肌群或整个肢体或躯干痉挛性麻痹而进行治疗。

　　一旦出现共济失调（指在肌力没有减退的情况下，肢体运动的协调动作失灵、不平稳与不协调，即运动的协调障碍，肢体随意运动的幅度及协调性发生紊乱，以及不能维持躯体姿势和平衡。不包括肢体轻度瘫痪时出现的协调障碍、眼肌麻痹所致的随意运动偏斜，视觉障碍所致的随意运动困难，以及大脑病变引起的失用症），治疗常较为困难。除药物治疗外，用加重的助步器或腕袖可能有益。若共济失调在近端关节和远端关节不相同时，可选用不同的支具，对某些关节进行制动也可能有帮助。

　　康复训练中注意事项：

患者在康复训练过程中主要危险因素有：心血管并发症，摔倒致软组织损伤或骨折，继发肺栓塞等

在康复中要观察患者，询问感受。同时要保持患者平稳的情绪

练习过程中要穿插适当休息，避免过度疲劳

速度过快、用力过大和时间过长的训练是有害的，对年老体弱患者更要注意

脑膜炎后遗症期的康复治疗

此期患者不同程度地留下各种后遗症，如痉挛、肌力减退、挛缩畸形、共济失调、姿势异常甚至呈软瘫状态。

康复治疗的目的是继续训练和利用残余功能，防止功能退化，并尽可能改善患者的周围环境条件以适应残疾，争取最大限度的日常生活自理。同时进行职业康复训练，使患者尽可能回归社会。

后遗症期康复的具体内容为：

在医务人员指导下继续进行维持性康复训练（包括全身体质增强和针对性的训练）以防功能退化

适时使用必要的辅助器具（如手杖、步行器、轮椅、支具、功能性电刺激器等），以补偿患肢的功能。下肢支具的使用主要是使站相稳定，摆动相容易控制，使获得接近正常的步行模式，预防挛缩畸形。下肢短支具主要用于踝过伸和外翻；下肢长支具主要用于严重的膝不稳定。功能性电刺激常用于矫正足下垂。对于支具不能矫正的畸形，可采用适当矫形的手术

对患侧功能不可恢复或恢复很差者，应充分发挥健侧代偿作用是很重要的。事实上，健手通过训练是完全可以达到生活自理的，必要时可加用自助器具

对家庭环境做必要和可能的改造以适应此期患者完成日常生活活动的需要，如门槛和台阶改成坡道，蹲式便器改坐式便器，厕所及浴室加扶手等

脑膜炎患者如何进行感知认知训练

罹患脑膜炎后感知、认知功能出现障碍，这严重影响患者运动功能及日常生活能力的恢复，限制患者与社会交流，因此要重视感知认知功能的康复治疗。

感知、认知康复治疗已成为脑炎脑膜炎患者急性期和急性期后康复治疗的基本内容。该治疗主要是指对感知、记忆和语言障碍的治疗，也就是针对因脑炎、脑膜炎所致认知障碍带来的完成某一任务、目的、动作发生困难，进行的治疗训练的技能和策略，该治疗训练用以提高患者解决问题的能力，改善其每天生活状态。

对感知障碍的训练

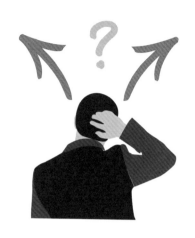

躯体认识	多见于左大脑半球损害。若为左右失辨，训练重点应针对障碍侧注意力，也可用颜色或其他方式代偿；如为躯体部位失辨，则训练身体映像认识、空间感知；如对手指失认，则增加手指皮肤刺激（压力和接触），时间不少于2分钟；如为痛感缺失，则以教育为主
单侧忽视	对患侧皮肤进行刺激，包括采用扫描法、躯体认识和大小估计、复合性视觉感知训练等
空间位置／空间关系	常缺少上下概念，有时与视觉空间失能相似。治疗针对特定障碍训练
地形定向障碍	患者不能从某地到另一地方，可采取反复适应，并用各种标记加强认知

图像定向障碍	不能辨认前景和背景，治疗采取适应性或代偿的方法
结构失能	右大脑半球损害时出现绘制图形复杂化，且不能组织空间关系，多与视觉空间障碍有关。左大脑半球损害时出现绘制图形简单化，但能组织空间关系，多与概念或执行障碍有关。训练采取提示、适应、代偿的方法
穿戴失能	加强实践操作，即采取动作分解、反复训练
目的失能	包括理解性失能和观念性失能，强调序惯性活动的反复训练

对认知障碍的训练

物品失认	患者可进行与物品相关的各种匹配强化训练，如图形 – 汉字匹配、图形的相似匹配、声 – 图匹配、图形指认等
视觉失认	利用其他感觉途径如触觉、嗅觉、听觉等对那些"视而不认"的物品、人物进行识别
面容失认	患者学习和掌握通过固定衣服的颜色或发型来认识生活在自己身边的熟人，利用亲人的照片，让患者反复看，然后把亲人的照片混放在几张无关的照片中，让患者辨认出亲人的照片
颜色失认	用各种颜色的图片和拼版，先让患者进行辨认、学习，然后进行颜色匹配和拼出不同颜色的图案，反复训练

脑膜炎患者如何进行构音障碍康复治疗

构音障碍是指由于神经病变，与言语有关的肌肉麻痹、收缩力减弱或运动不协调所致的言语障碍。强调呼吸、共鸣、发音和韵律方面的变化，从大脑到肌肉本身的病变都可引起言语障碍症状。

构音改善的训练

舌、唇运动训练	训练患者唇的张开、闭合、前突、缩回，舌的前伸、后缩、上举、向两侧的运动等。面对镜子会使患者便于模仿和纠正动作；可以用压舌板和手法协助较重患者完成；可以用冰块摩擦面部、唇以促进运动，每次1~2分钟，每日3~4次

发音的训练	能完成以上动作后，要让其长时间地保持动作，如双唇闭合、伸舌等，再做无声构音运动，最后轻声引出靶音。先训练发元音，然后发辅音。辅音从双唇音开始，如"b、p、m、f"等，能发后将辅音与元音相结合，发音节"ba、pa、ma、fa"，熟练后用元音加辅音再加元音，最后到单词和句子的训练
减慢言语速度	轻至中度的患者可以发大多数音，但多发成歪曲音或失韵律。这时可以利用节拍器控制速度，由慢开始逐渐变快
语音分辨训练	首先训练分辨出错音，可以通过口述或放录音或小组训练形式，由患者说一段话，让患者评议，最后治疗师纠正
利用视觉	通过画图让患者了解发音的部位和机制，指出其问题所在并告知准确的发音部位。结合手法促进准确的发音，先单音，后拼音、四声、词、短句。还可以给患者录音、录像，分析构音错误

克服鼻音化的训练

治疗训练的目的是加强软腭肌肉的强度。

推撑疗法	患者两手放在桌面上向下推；两手掌由下向上推；两手掌相对推或两手掌同时向下推，同时发"澳"的声音。训练发舌后部音如"卡、嘎"等，该训练也可以用来加强软腭肌力
引导气流法	引导气流通过口腔，减少鼻漏气，如吹吸管、吹乒乓球

克服费力音的训练

费力音是由于声带过分内收所致，听似喉部充满力量，声音好似从其中挤出来似的。起初让患者打哈欠并伴呼气，再在打哈欠的呼气相时教其发出词和短句。还可训练患者发由声带外展产生的"喝"音。

克服气息音的训练

气息音是由于声门闭合不充分引起。推撑方法可促进声门闭合。常用一个元音或双元音结合辅音和另一个元音发音，再用这种元音和双元音诱导发音的方法来产生词、词组和句子。

语调训练

多数患者表现为音调低或单一音调，训练发音由低到高，乐器的音阶变化也可以用来克服单一的音调。也可通过音量音调训练仪监视器上曲线的升降调节音量。

音量训练

自主的呼吸控制对音量的控制和调节极为重要。要训练患者强有力的呼吸并延长呼气的时间。

脑膜炎患者如何进行吞咽障碍康复治疗

代偿性吞咽治疗

口咽活动度训练	改善口面肌群运动；增强舌运动；增强吞咽反射；声带内收训练；增强喉上抬能力；咽收缩训练行为学方法是通过体位、头位调整、特殊吞咽手法来促进食团的控制与传递
刺激技术	咽部温度/触觉刺激、机械刺激技术
饮食管理	进食方式的调整、食物性状调整、心理支持及护理干预等

进食注意事项

适合吞咽障碍患者的食物　黏稠的液体，如果茶或蜂蜜；质地均一无颗粒的泥状食物。可用搅拌机将食物磨碎或在稀薄液体中加入酸奶、果酱来增加食物稠度。

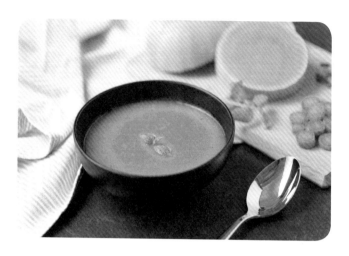

　　不宜给予吞咽障碍患者的食物　干颗粒状食物，如豌豆、玉米、饼干、硬糖等；混合黏度食物，如水果罐头、混有固体的牛奶或稀粥；直接用水送服药片或胶囊可能会造成误吸；稀液体或辛辣刺激性食物。

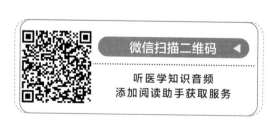

微信扫描二维码 ◀

听医学知识音频
添加阅读助手获取服务

PART 6

脑膜炎患者出院后注意事项

● 按医嘱正确服药

大部分药物最好饭后服，饭后服药通常指饭后 15~30 分钟服药，并非饭后马上吃，大部分药物都可以在餐后服用，其目的是为了减轻药物对胃肠道的刺激并使药物更好地吸收。

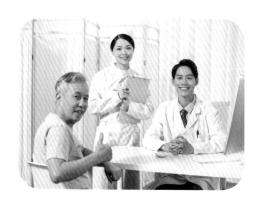

● 合理膳食 加强营养。

● 保持室内通风、不宜去人多空气不流通处。

● 注意休息。

● 注意保暖、预防感染。

● 遵医嘱定期到医院复查、开药。

入院复查需携带的资料：

本人身份证、医保卡
门诊病历
上次住院的出院小结和所有影像资料
一些简单的日常生活用品

不再烦"脑"
脑膜炎诊疗与康复

　　脑膜炎是各种微生物病原体侵犯人体脑组织、脑膜及颅内血管引起的急性或慢性炎症性疾病，是临床常见的急危重症之一，也是致残率最高的神经科疾病之一。

　　本书对脑膜炎的基础知识及脑膜炎患者的看病须知、治疗方法、饮食注意、护理常规等进行了深入全面地讲解和阐释，指导脑膜炎患者更好地配合医生进行治疗，指导患者家属更好地照顾患者，让患者顺利康复，不留后遗症。